당뇨병 치료, 당뇨약에 기대지 마라

당뇨병 치료, 당뇨약에 기대지 마라

한의학박사 선재광 지음

전나무숲

당뇨병 환자 500만 명 시대, 이제 '근본 치료'로 접근해야 한다

2019년 현재 전 세계의 당뇨병 환자는 77억 명 중 4억 명 정도로 약 5%이고, 우리나라의 당뇨병 환자는 500만 명 이상으로 전체 인구의 10%나 됩니다. 이는 비율상으로 세계 평균치보다 2배나 많은 수치입니다. 게다가 우리나라의 당뇨병 증가율은 전 세계에서 가장 높습니다. 1970년에 우리나라의 당뇨병 환자가 1%였던 것에 비하면 불과 50여 년 만에 10배나 증가한 것이며, 2030년이 되기 전에 거의 1,000만 명에 이를 것으로 추산하고 있습니다.

당뇨병 환자가 많아지는 주요 원인은 식생활입니다. 그중에서도 설탕 소비량이 세계 1위인 것과 큰 관련이 있습니다. 실제로 거의 모든 식당의 음식에는 설탕이 많이 들어가고, 설탕이 들어간 음식이 더 맛있다는 사람들도 늘어나는 것이 현실입니다. 설탕 소비량의 증가가 당뇨병의 증가와 관련이 깊은 것은 설탕과 같은 단순탄수화물은 혈액으로 빠르게 흘러들어가 혈당을 급격히 올리기 때문입니다.

당뇨병 환자가 폭발적으로 증가한 데는 다른 이유도 있습니다. 당뇨병 환자들

대부분은 췌장에는 이상이 없고 단지 혈당만 높은 고혈당 상태로 당뇨약(혈당강하제)을 먹지 않아도 혈당 조절이 가능합니다. 그런데 의사들은 단순히 혈당만 높아도 '당뇨병'이라고 진단해 평생 당뇨약을 처방하다 보니 당뇨병 환자가 눈에 띄게 늘어나는 것입니다.

이러한 의료 관행은 오히려 환자의 몸을 망치고 있습니다. 사실 당뇨병 환자들 중 인슐린이 분비되지 않아 생기는 1형 당뇨병 환자는 극히 일부이며, 일시적으로 혈당이 높아져 생기는 2형 당뇨병 환자가 대부분입니다. 단 음식을 너무 많이 먹었거나 비만, 운동 부족, 과도한 스트레스와 업무, 수면 부족이 지속됐을 때 건강검진을 받으면 누구나 혈당이 높게 나올 수 있습니다. 이럴 땐 약을 먹어 혈당을 내릴 것이 아니라 음식을 조절하고, 운동으로 살을 빼고, 휴식을 충분히 취하고, 잠을 잘 자면 혈당이 자연스럽게 내려갑니다.

당뇨약을 먹으면 당뇨병이 나을 거라고 생각하는 환자들이 많은데, 의사의 처방대로 약을 꾸준히 먹어도 당뇨병이 낫지 않는 경우가 부지기수입니다. 그래서 대부분의 환자들은 당뇨약의 양을 점점 늘리다가 혈압까지 높아져서 혈압약을 추가로 처방받고, 인슐린의 분비와 조절을 약에 의존하다 보니 췌장의 기능이 떨어져 스스로 인슐린을 만들지 못하면 인슐린 주사를 맞게 됩니다. 그렇게 결국 건강한 시절로 되돌릴 수 없는 몸이 되고 맙니다.

대한당뇨병학회에 따르면, 2형 당뇨병으로 진단받은 환자 중 25%가 5년 이내에, 60%가 10년 이내에 1형 당뇨병으로 악화되었습니다. 단순히 혈당만 높거나 인슐린저항성이 높았던 사람인데 당뇨약을 복용하고 나서 진짜 당뇨병 환자가 된 것입니다. 실제로 고혈당 환자들의 약 5~6%는 1년 만에 1형 당뇨병으로 악화되었습니다. 2017년 보건복지부의 통계자료에 의하면, 1형 당뇨병 환자와 2형 당뇨병 환자의 연령별 비율을 보더라도 40대 이후 연령에서는 2형 당뇨병 환자 수가 크게 늘어나지 않았지만, 1형 당뇨병 환자 수는 급속하게 늘어났습니다. 2형 당뇨병으로 진단받을 경우 대부분 당뇨약을 복용한다는 사실을 전제로 하면 40대 이후에서 1형 당뇨병으로 발전한 경우는 대부분 2형 당뇨병으로 진단받고 약을 복용한 결과라고 볼 수 있습니다.

서양의학에서 당뇨병이라고 진단하는 경우를 자세히 살펴보면 단순히 당뇨이거나 고혈당증인 경우가 많습니다. 한의학에서는 당뇨, 고혈당증, 당뇨병을 구분해 소변에 포도당이 섞여 나오는 것을 '당뇨', 혈액에 포도당이 많으면 '고혈당증', 췌장이 망가져서 혈당 조절을 못 하면 '당뇨병'으로 봅니다. 서양의학에서 당뇨와 고혈당증은 2형 당뇨병으로 진단되고, 췌장이 망가져 혈당 조절을 못 하는 경우는 1형 당뇨병으로 진단됩니다. 당뇨병이 아니어도 누구나 다양한 원인으로 소변에서 포도당이 나오거나 혈당이 높을 수 있는데 당뇨병으로 진단되는 것입니다.

일본에서 '셀프 힐링'의 열풍을 일으킨 의사 오카모토 유타카는 이렇게 말합니다.

"진짜 질병과 미병의 차이를 아는 것이 중요합니다. 질병이 아닌데 질병으로 착각하는 경우가 너무 많습니다. 병원에 가는 사람들 중 90%는 사실 질병에 걸리지 않았습니다."

'미병(未病)'이란 몸에 이상 증상은 있지만 아직 질병이라고 확정할 수 없는 상태를 말합니다. 어떤 전문가들은 90%가 아닌 99%가 질병에 걸리지 않았다고 말합니다. 제 경험에 의하면, 내원하는 환자 중 95%가 미병 상태로, 한의학 치료로 좋아질 수 있는 경우가 많았습니다. 사실 '질병'이라고 할 만한 것은 큰 외상, 갑작스런 심근경색, 뇌출혈, 뇌경색, 1형 당뇨병 등입니다. 전체 질병의 종류로 따지면 10%도 되지 않습니다. 이런 질병들은 의사의 도움을 받으면 좋은 결과를 기대할 수 있지만, 그렇지 않은 2형 당뇨병, 고혈압, 고지혈증, 통풍, 요통, 변비, 우울증, 불면증, 천식, 알레르기, 아토피피부염 등의 만성질환은 우리 몸의 면역력을 잘 활용하면 누구나 좋아질 수 있기 때문에 병이 아닌 '미병'이라고 불러야 합니다.

2형 당뇨병에서 1형 당뇨병으로 악화되지 않으려면, 혹은 혈당은 높지만 췌장의 기능이 나쁘지 않다면 음식 조절과 운동, 그리고 한의학 치료를 병행해 면역력을 높임으로써 근본 치료를 하는 것이 좋습니다. 예부터 한의학에서는 당뇨병을 근본적으로 치유하기 위해 많은 노력을 기울여왔습니다. 당뇨병은 환자마다 원인이 다르기 때문에 짧은 시간에 쉽게 치유되지 않습니다. 우선 혈당을 천천히 올리는 음식 중심으로 식사를 하고, 규칙적으로 운동을 하면서 당뇨병의 원인을 찾아 집중적으로 한의학 치료를 받으면 면역력이 좋아지면서 증상이 나아질 수 있습니다.

많은 사람이 '당뇨병은 평생 약을 먹어야 하는 질병'이라고 알고 있는데, 당뇨병은 결코 평생 약을 먹어야 하는 질병이 아닙니다. 환자의 노력만 뒷받침된다면 한 달이면 당뇨병의 그늘이 걷히기 시작합니다. 하지만 이러한 사실을 모르기에 많은 환자가 10년, 15년, 심지어 20년 이상 당뇨병의 그늘에 갇혀 매일 혈당을 재고, 약을 먹고, 인슐린을 투여하며 '당뇨병에 좋다는 음식'을 찾아 헤맵니다.

당뇨병은 식습관을 비롯한 생활습관 전반을 바꿔야만 탈출할 수 있습니다. 그러기 위해서 우리가 가장 먼저 알아야 할 것이 '당뇨병의 본질'입니다. 도대체 당뇨병이 무엇인지, 왜 생기는지, 서양의학과 한의학 의사들이 당뇨병을 바라보는 관점이 어떤지를 알고 나면 환자 스스로 당뇨병을 바라보는 시각이 달라지면서 당뇨약을 끊으려는 노력과 함께 식습관을 비롯한 생활습관을 바꾸는 노력을 더욱 적극적으로 할 수 있습니다.

이 책은 당뇨병을 바라보는 한의학과 서양의학의 관점이 어떻게 다른지, 어떻게 해야 그 고통에서 벗어날 수 있는지를 알려줍니다. 또 당뇨약의 다양한 부작용에 대해서도 가감없이 소개하고, 당뇨약에 기대지 않고 치료할 수 있는 한의학 치료법과 실제 치료 사례도 실었습니다.

한의학은 당뇨병이 생긴 원인을 파악해 인체의 자연치유력, 즉 면역력을 근원적으로 되살려 몸이 스스로 혈당을 조절할 수 있도록 돕습니다. 이 책에 소개한 한의학 치료 사례는 극히 일부입니다. 당뇨병을 치료하면서 어려움이 많았지만 호전되는 환자들을 볼 때마다 그 이상의 기쁨을 느낍니다. 당뇨약을 끊고 증상이 좋아진 환자, 발을 절단해야 하는 상황이었지만 상태가 좋아져 수술이 불필요해진 환자, 신장투석을 해야 하는 상황이었지만 더 이상 그럴 필요가 없어진 환자, 시력이 실명에 가깝도록 악화되었지만 더 이상 나빠지지 않거나 다시 호전된 환자를 볼 때 한의사로서의 큰 보람과 자부심으로 마음이 벅찹니다.

어떤 질병이든 '내가 만든 질병은 내가 고친다'라고 생각하지 않으면 근본 치료는 어렵습니다. 특히 만성질환인 당뇨병, 고혈압, 고지혈증은 식습관, 생활습관과 밀접하기에 환자 스스로 노력하지 않고는 근본적으로 치유되기 어렵습니다. 질병을 근본적으로 치료할 수 있는 사람은 자신뿐인 만큼 환자 스스로 나을 수 있다는 자신감을 갖고 질병에서 나을 수 있게 적극적으로 노력해야 합니다. 의사는 그저 환자 옆에서 환자가 이 사실을 깨닫고 개선할 수 있도록 도와줄 뿐입니다. 이 책도 환자가 나을 수 있다는 자신감을 갖고 근본 치료를 위한 노력을 할 수 있도록 돕기 위해 쓰게 됐습니다. 이 책을 통해 많은 당뇨병 환자가 부작용과 합병증 없이 행복하게 당뇨병을 극복하길 기원합니다.

마지막으로, 책이 나오기까지 많은 수고와 노력을 해주신 전나무숲에 감사를 드립니다. 또 한의학의 발전을 위해 불철주야로 고군분투하는 뉴로바이젠㈜의 대표 황성연 한의학박사에게도 감사의 말씀을 전합니다.

_ 선재광

PART 2 당뇨약을 끊어야 하는 이유

PART 3 당뇨병을 극복하는 건강한 생활습관

책 속의 책

당뇨병 치료에 효과적인 54가지 약초

PART 1

당뇨병은
죽음에 이르는
질병이다

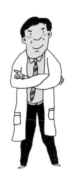

당뇨병이 무서운 이유는 두 가지다.
첫째는 혈당 관리를 위해 당뇨약을 장기간 먹어 췌장이 망가지는 것이고,
둘째는 근본 치료를 하지 않아 합병증에 걸려서
심혈관 질환, 감염성 질병, 암 등으로 심각한 상황에 처하는 것이다.
결과적으로 당뇨병 환자는
'부작용과 합병증'이라는 두 가지 악순환에 갇히게 된다.
이를 위해서는 근본 치료를 해야 하지만
지나치게 당뇨약에 의존한 나머지
당뇨병의 본질을 바로 보지 못하는 환자들이 많다.
당뇨병에서 벗어나려면 가장 먼저 당뇨병의 원인, 기타 질병과의 관련성,
그리고 당뇨병을 바라보는 서양의학과 한의학의
관점 차이를 명확하게 알아야 한다.
그래야 당뇨약을 끊고 근본 치료를 위해 노력할 수 있다.

01

인류를 괴롭히는 당뇨병, 그리고 과잉 진단

오늘날 당뇨병은 '인류를 괴롭히는' 질병이 되었다. 우리나라는 물론이고 전 세계적으로도 당뇨병의 증가 추세는 '폭증'이라고 표현해도 과하지 않을 정도다. 이러한 폭증세의 원인으로 혈당을 높이는 식습관과 활동성을 줄이는 편리 중심의 생활습관이 꼽히지만, 서양의학의 치료법도 큰 역할을 하고 있다. 서양의학에서는 당뇨병을 '완치가 불가능한 질병'으로 본다. 그렇기에 환자들에게 평생 당뇨약(경구 혈당강하제)을 먹으라고 하거나 인슐린을 투여하길 권한다.

이 말은 '당뇨병 환자가 늘어나면 당뇨약 시장도 늘어난다'는 의미를 내포한다. 만약 당뇨병이 몇 알의 약이나 한두 번의 수술로 완전히 치료된다면 당뇨약 시장은 지금처럼 커지지 않았을 것이다. 하지만 "당뇨병 환자들은 '평생' 약을 먹어야 한다"는 의사의 말 한마디에 제약회사들은 당뇨약을 '평생' 팔 수 있게 되었고, 당뇨약 시장은 계속 커지고 있다. 이렇듯 당뇨병 환자의 폭증세에는 제약회사들의 의도가 어느 정도 반영되어 있다고 볼 수 있다.

우리나라 국민 10명 중 1명이 당뇨병 환자

세계보건기구(WHO)의 2017년 보고에 따르면, 전 세계 당뇨병 환자는 1980년 1억 800만 명에서 2014년 4억 2,200만 명으로 늘어났다. 18세 이상의 당뇨병 유병률은 1980년 4.7%에서 2014년 8.5%로 증가했다. 이 정도의 증가 추세라면 2040년에는 당뇨병 환자가 6억 4,200만 명이 될 것으로 예상된다. 또 당뇨병으로 인해 사망하는 사람들의 숫자 역시 어마어마하다. 2015년을 기준으로 약 160만 명이 사망했다.

당뇨병 환자가 가장 많은 나라는 세계에서 제일 잘산다는 미국이다. 2010년 4월 기준으로 미국의 당뇨병 환자는 2,300만 명이고, 당뇨병 전 단계인 예비당뇨병 환자는 그 2배가 훨씬 넘는 5,700만 명이다. 이를 합치면 8,000만 명인데, 이는 미국 인구의 30%에 가까운 숫자다.

우리나라의 당뇨병 환자 증가 추세도 심상치 않다. 국민건강보험공단이 제공한 통계자료에 따르면, 2012년 당뇨병 환자는 10만 명당 5,060명이며, 2010년부터 10만 명당 약 500명씩 늘어나 2010년에 320만 명, 2013년에는 400만 명, 2018년에는 501만 명으로 계속 환자가 증가하고 있다. 대한민국 국민 10명 중 1

명 꼴로 당뇨병 환자라니, 놀라울 뿐이다. 또한 2016년 11월 대한당뇨병학회가 발표한 자료에 따르면, 우리나라 30세 이상 당뇨병 환자는 2014년 480만 명으로 13.7%의 유병률을 보이며, 65세 이상 노인 인구의 당뇨병 유병률은 30.4%이다. 당뇨병으로 인한 사망률은 10만 명당 28.9명으로 OECD 35개 국가 중 7위를 차지할 정도이다.

2019년 현재 전 세계 인구 77억 명 중 당뇨병 환자가 4억 명 정도(약 5%)이고, 우리나라의 당뇨병 환자는 500만 명이 훨씬 넘으니 전체 인구의 10%를 차지하는 셈이다. 이는 1970년 당뇨병 환자가 1%였던 것에 비하면 불과 50년 만에 10배나 증가한 수치이다. 또한 당뇨병 합병증으로 인한 사망률은 인구 10만 명당 36명으로 전 세계 1위다. 당뇨병 환자 중에서 당장 발을 절단해야 하는 당뇨발 환자도 3만 명에 달한다. 우리나라의 당뇨병 환자는 기하급수적으로 늘어 2030년이 되기 전에 1,000만 명에 달할 것으로 추산된다.

중요한 것은 이렇게 당뇨병 환자들이 늘어나면서 당뇨병 관련 진료비 규모도 폭발적으로 커졌다는 점이다. 2015년 건강보험심사평가원이 추산한 당뇨병 관련 총진료비는 2008년 1조 1,000억 원에서 2012년 1조 4,000억 원, 2018년 2조 원으로 증가했으며, 당뇨병 환자 1인당 평균 진료비는 일반인의 4.63배를 상회한다.

전 세계 당뇨약 시장의 규모는 더욱 놀랍다. 2015년 전 세계 당뇨약 판매 규모는 708억 달러로 연평균 12.7%씩 성장하고 있으며, 2022년에는 1,632억 달러로 예상된다. 우리나라 돈(원화)으로 환산하면 190조 원에 가까운 엄청난 규모다. 이 시장은 계속해서 커질 것으로 예상된다. 제약회사들이 꾸준하게 새로운 당뇨약을 선보이면서 매년 6%에서 8%씩 성장할 것으로 전망되기 때문이다.

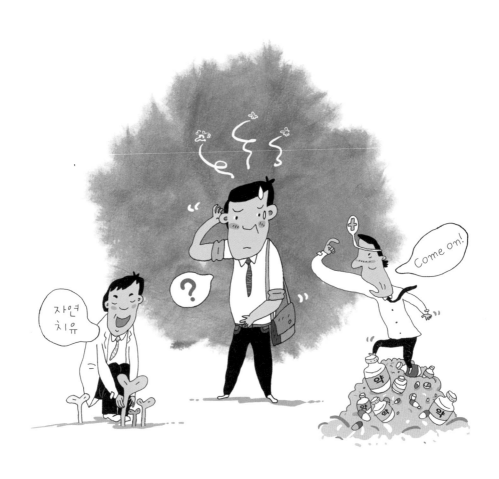

꾸준히 증가하는 당뇨약 시장, 그 유혹을 뿌리치려면
환자 스스로 '올바른' 선택을 해야 한다.

과잉 진단을 부른 당뇨병 진단 기준의 변화

이처럼 당뇨병 환자가 많이 늘어난 데는 '진단 기준'의 변화가 큰 역할을 했다. 과거 당뇨병의 진단 기준은 공복 혈당 140mg/dℓ였다. 그런데 이것이 1996년 126mg/dℓ로 변경됐다. 이 말은, 공복 혈당이 127~139mg/dℓ면 과거에는 '정상' 판정을 받았지만 지금은 '당뇨병 환자'에 속한다는 의미이다. 이러한 진단 기준의 변화로 인해 약 160만 명에 가까운 사람들이 졸지에 당뇨약을 먹어야 하는 처지가 된 셈이다. 게다가 2002년부터는 '당뇨병 전 단계'라는 개념이 도입되어 아직 당뇨병 환자는 아니지만 당뇨병이 될 가능성이 있는 사람들을 별도로 관리하고 있다. 이를 통해서 미국인 중 약 5,700만 명이 '당뇨병 전 단계'로 진단받고 새로운 환자군을 형성하게 되었다.

플러스 + 인포

서양의학의
당뇨병 진단 기준

서양의학에서는 당뇨병을 진단하기 위해 여러 가지 검사를 한 뒤에(29~31쪽 참조) 당뇨병인지 아닌지를 판단하는데, 가장 일반적인 방법은 8시간 이상 공복인 상태에서 (주로 아침) 혈당을 측정하는 것이다. 혈당이란 혈액 속에 있는 포도당을 의미하는데 혈액 1dℓ(100㎖)에 들어 있는 포도당의 양이 110mg 미만일 때 정상 범위에 속하고, 포도당의 양이 110~126mg일 때는 공복혈당장애(내당능장애), 126mg 이상은 당뇨병으로 분류한다.

또 다른 방법은 75g의 포도당을 마시고 2시간 후에 혈당을 측정하는 것이다. 정상인의 경우 2시간 후의 혈당이 140mg/㎗ 미만이지만, 그 수치가 200mg/㎗ 이상으로 나타나면 당뇨병으로 간주한다. 140~199mg/㎗는 내당능장애라고 한다. 특별한 시간을 정하지 않고 측정해서 혈당이 200mg/㎗ 이상인 경우에도 당뇨병이라고 진단한다.

다른 날에 다시 같은 검사를 받아 공복 혈당이 2회 이상 126mg/㎗ 이상으로 나오거나, 경구 당부하 검사나 수시 혈당이 200mg/㎗ 이상인 경우에 당뇨병으로 진단을 한다. 또한 공복 혈당이 126mg/㎗ 이상일 뿐만 아니라 목이 자주 마르고, 쉽게 피로감을 느끼며, 소변의 양이 증가하는 등 자각증상이 있다면 단 한 번의 검사로 당뇨약을 처방하기도 한다. 당화혈색소(헤모글로빈 수치)가 6.5% 이상이거나 소변에서 케톤체(포도당이 세포의 에너지원으로 쓰이지 못할 때 사용되는 에너지원. 주로 간에서 지방산의 산화에 의해 생성)가 검출되는 경우에도 단 한 번의 검사로 당뇨약을 처방한다.

현재 국제적으로 인정받고 있는 당뇨병 진단 기준은 아래와 같으며, 이는 1997년 미국당뇨병학회와 1999년 세계보건기구가 발표한 권고안에 따른 것이다.

- 8시간 이상 금식한 후의 혈당이 126mg/㎗ 이상일 때
- 식사와 관계없이 아무 때나 측정한 혈당이 200mg/㎗ 이상일 때
- 경구 당부하 검사에서 30분 간격으로 2시간 이내에 측정한 혈당이 200mg/㎗ 이상일 때
- 당화혈색소가 6.5% 이상일 때
- 다뇨, 다음, 체중 감소 증상이 급격하게 일어날 때

위의 항목 중 한 항목 이상에 해당하고, 이후의 재검에서 위의 조건에 맞으면 당뇨병으로 확진한다. 현재 한국, 미국, 일본, 유럽의 진단 기준이 이와 거의 비슷하다.

진단 기준이 바뀌면서 생긴 현상의 하나가 과잉 진단이다. 과잉 진단은 모든 의료인이 주의해야 할 사항이다. 자칫 의사의 과잉 진단은 환자에게 과도한 불안감을 조장할 수 있고, 치료한다는 명목으로 환자에게 약의 장기 복용을 권유함으로써 약의 부작용을 방치하고 질병의 관리와 치료에 적지 않은 시간과 돈을 쓰도록 유도할 수 있기 때문이다. 안타깝게도 지금 당뇨병과 관련해서는 과잉 진단이 지속적으로 이루어지고 있다.

이러한 현실을 환자들도 알아야 한다. 무조건 의사의 말만 신뢰할 것이 아니라 정말 내 상태가 당뇨병에 해당하는지, 약을 꼭 먹어야 하는지, 다른 치료 방법은 없는지에 대해 스스로 판단할 수 있어야 한다.

당뇨이지만
당뇨병이 아닌 경우도 있다

소변에 포도당이 다량 들어 있는 당뇨가 있다고 모두 당뇨병은 아니다. 당뇨병은 음식에서 섭취한 영양소가 체내에서 충분히 쓰이지 못하는 상태다. 소변에 포도당이 섞여 있어도 당뇨병이라고 말할 수 없는 경우가 있다. 포도당 주사를 맞은 뒤 심히 흥분하거나 걱정되는 일이 생겼을 때, 임신을 했거나 부신피질호르몬을 복용했을 때, 혈압약을 장기간 복용했을 때, 어린 아이의 경우 코피를 많이 흘리거나 출혈이 심해질 때, 탈수가 심할 때 등의 상황이다.

당뇨병이 아닌 당뇨로는 신성당뇨가 있다. 신성당뇨란 신장의 기능에 선천적인 변화가 생겨서 소변으로 포도당이 배설되는 상태다. 이것은 당뇨병이라고 말할 수 없다. 신성당뇨는 중년 이후에 많이 나타나며, 임신부에게서도 가끔 나타난다. 이런 상태를 당뇨병이라고 잘못 알고 당뇨약을 먹으면 저혈당 발작을 일으키는 등 인체에 큰 무리가 생길 수 있다.

02

서양의학에서 하는
당뇨병 진단 검사의 문제점

한의학의 당뇨병 진단 기준은 서양의학의 진단 기준과 다르다. 우선, 서양의학에서는 다양한 검사를 해서 검사 수치가 기준 범위를 넘으면 당뇨병으로 진단하지만 한의학에서는 원인과 증상을 살피고 체질을 감안하고 검사 수치도 살펴서 당뇨, 고혈당증, 당뇨병으로 구분한다(6쪽 참조). 즉 혈당이 높더라도 췌장의 기능에 이상이 있어야 당뇨병으로 진단한다. 하지만 서양의학은 예방 혹은 조기진단이라는 명목하에 췌장의 기능과 전혀 상관없는 검사로 당뇨병을 진단하므로 오진 혹은 과잉 진단이 이루어질 가능성이 크다. 그로 인해 많은 사람이 진짜 당뇨병이 아닌데도 불구하고 당뇨병이라고 진단받고 당뇨약을 처방받는다.

서양의학에서 하는 당뇨병 진단 검사의 종류와 특성을 알면 오진 혹은 과잉 진단 여부를 가리는 데 큰 도움이 된다.

췌장의 기능을 제대로 측정 못 하는 당뇨병 진단 검사들

■ 요당 검사

소변으로 빠져나오는 포도당의 양을 검사해 당뇨병의 가능성을 진단하는 방법이다. 그러나 요당이 있다는 이유만으로 당뇨병을 의심해서는 안 된다. 실제로 MBC의 특집 프로그램에서 전문 기관에 의뢰해 당뇨병 환자 4명과 정상인 2명의 소변을 검사했더니 4명의 당뇨병 환자 중 포도당이 검출된 환자는 1명(25%)뿐이었으며, 오히려 정상인 2명 중 1명(50%)의 소변에서 포도당이 검출되었다. 그러므로 요당 검사로 당뇨병을 의심하거나 진단하는 것은 무리가 있다.

■ 공복 혈당 및 식후 혈당 측정

공복 혈당 126mg/dℓ, 식후 혈당 200mg/dℓ 이상이라고 해서 췌장 기능에 이상이 있다고 단정할 수 없다. 췌장의 기능이 정상이어도 과식, 운동 부족, 스트레스, 육체 피로, 저체온 등으로 혈당이 일시적으로 높아질 수 있기 때문이다.

■ 당부하 검사(인슐린저항성 검사)

당부하 검사란 인슐린이 정상적으로 분비된다는 전제하에 몸에서 인슐린이 얼마나 잘 활용되는지를 측정하는 검사다. 인위적으로 인슐린을 투여하고 혈당이 떨어지는 속도를 측정해 판단한다. 검사 결과 공복 혈당 126mg/dℓ, 식사 2시간 후 혈당 200mg/dℓ 이상이면 당뇨병으로 판정하는데, 이는 과잉 진단으로 이어질 가능성이 크다. 이로 인해 약을 먹을 필요가 없는 건강한 사람이 당뇨약을 먹는 일이 발생하기 때문이다.

의사들은 주로 공복 혈당과 인슐린저항성을 2형 당뇨병의 진단 기준으로 삼지만, 2형 당뇨병은 췌장의 기능이 정상이므로 당뇨병이 아니라 고혈당증이라 할 수 있다. 전체 당뇨병 환자 중 약 84.9%가 이에 해당한다.

■ 당화혈색소 검사

혈액 중 포도당과 결합한 혈액의 비율로 당뇨병을 진단하는 방법이다. 당화혈색소가 1% 높아질 때마다 혈당이 35mg/dℓ 정도 높아지는데, 당화혈색소의 정상 범위인 4~6%를 넘어서면 당뇨병으로 진단한다.

당화혈색소는 혈당이 높은 정도와 적혈구가 포도당에 노출된 기간에 비례해 증가하기 때문에 지난 2~3개월(적혈구의 수명은 약 120일) 동안의 평균적인 혈당 조절 상태를 알려주는 수치이다. 하지만 당화혈색소도 식사와 운동, 스트레스, 저체온 등의 영향을 받기 때문에 췌장의 기능을 정확하게 반영하지 못한다. 췌장의 기능이 정상이더라도 혈당이 높으면 적혈구와 포도당의 결합 비율이 기준치를 넘을 수 있기 때문이다.

■ 펩타이드 검사

인슐린을 얼마나 많이 분비했는지를 간접 측정해 췌장의 기능을 측정하는 검사다. 인슐린을 생산하고 분비할 때 나오는 부산물의 양을 통해 췌장에서 분비한 인슐린의 양을 측정한다.

이 검사는 췌장의 기능 저하가 의심되는 환자에게만 적용되어야 한다. 소식하는 사람이라면 많은 양의 인슐린을 분비할 필요가 없으므로 식후 혈당을 측정했을 때 펩타이드의 양이 적어 췌장의 기능이 정상임에도 췌장의 기능이 떨어진 것으로 오판할 수 있기 때문이다.

살펴봤듯이 서양의학의 당뇨병 진단 검사는 다양하지만, 당뇨병으로 진단받은 환자의 84.9%는 췌장이 건강하고 단지 혈당만 높은 사람이 대다수다. 단순히 혈당만 높아도 당뇨병이라고 진단해 평생 당뇨약을 먹게 하는 경우가 많기 때문에 설사 당뇨병으로 진단받았더라도 환자는 당뇨약의 복용 여부를 아주 신중하게 결정해야 한다.

혈당의 오르내림은 인체 현상의 하나

당뇨약의 복용 여부를 결정하려면 가장 먼저 혈당을 이해해야 한다. 혈당은 혈액 속의 포도당으로, 인체가 활동하는 데 반드시 필요한 에너지원이다. 인체가 활동을 많이 할 때는 포도당이 많이 필요하고, 활동량이 적을 때는 포도당이 적게 필요하다. 그렇기에 우리 몸은 상태에 맞게 혈당을 높이거나 내리면서 자율적으로 조절한다.

인체에는 혈당을 올라가게 하는 호르몬과 혈당을 내려가게 하는 호르몬이 있으며, 이 호르몬들이 몸에 필요한 만큼 혈당을 조절한다. 그래서 일반적으로 아침에는 혈당이 올라가고 저녁에는 혈당이 내려간다. 아침은 활동을 시작하는 시간대이므로 몸이 스스로 혈당을 올리고, 저녁은 몸이 휴식하는 시간대이므로 혈당을 내리는 것이다. 식사를 하고 나면 혈당이 올라갔다가 시간이 흐를수록 혈당이 내려가고, 겨울에는 혈당이 올라가고 여름에는 혈당이 떨어지고, 나이가 들면 혈당이 올라간다. 이처럼 혈당은 몸의 상태와 주변의 기온에 따라 수시로 오르내린다. 건강해도 혈압이 정상치보다 좀 높은 사람이 있듯 혈당도 정상치보다 좀 높은 사람이 있다.

그러므로 혈당이 높다는 이유만으로 반드시 당뇨약을 복용할 필요는 없다. 당뇨병 환자 중에서 적어도 90% 이상은 당뇨약을 복용하지 않고도 혈당을 조절할 수 있다. 알고 보면 거의 대부분의 당뇨병 환자들이 검사 결과 혈당이 높게 나온 고혈당증에 속한다. 이런 경우에는 당뇨약을 먹지 않고 식습관과 생활습관을 개선함으로써 당뇨병으로 진행되지 않도록 주의한다면 췌장에 문제가 생길 리도 없고 당뇨병 합병증 걱정을 하지 않아도 된다.

그런데 많은 사람이 당뇨병 합병증을 예방한다는 생각으로 당뇨약을 먹는다. 문제는 당뇨약을 복용한다고 합병증이 예방되지 않는다는 점이다. 당뇨약을 복용하다 보면 혈당 저하 효과가 점차 떨어져서 나중에는 인슐린 주사를 맞아야 하는 상황에 이르게 된다. 이를 의학적으로 '2차 무효'라고 하는데, 당뇨약이 당뇨병을 더 악화시킨 결과를 가져온 셈이다.

당뇨약을 먹어도 당뇨병이 낫질 않으니 병원은 환자들로 북적일 수밖에 없다.

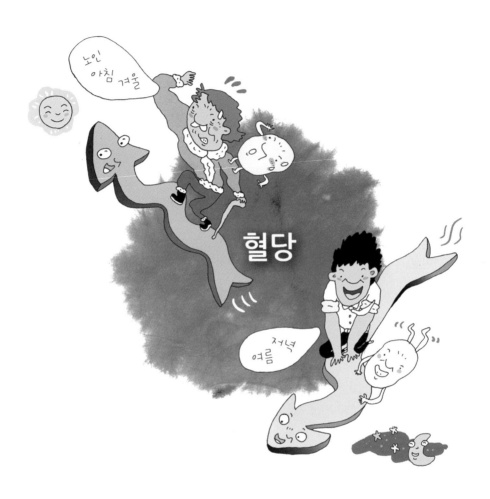

혈당은 식사와 기온, 나이와 계절, 신체 활동, 스트레스,
수면 상태 등에 따라 수시로 오르내린다.

고혈압, 고지혈증 등의 만성질환도 상황은 같다. 약을 먹지만 질병이 낫지는 않는다. 생각을 확장해보면, 약을 먹으면 혈당 수치만 떨어질 뿐 근본 치료는 되지 않기 때문에 계속 약을 복용하게 된다. 즉 병원의 경영 실적은 더 좋아지고, 제약회사의 매출은 늘어난다는 얘기다. 이에 대해서는 〈SBS 스페셜〉에 출연한 다수의 서양의학 의사들도 고백을 했다.

- 과잉 진단을 해서 "없는 병도 찾아내야 병원이 생존할 수 있다."
- "보험 수가가 적용되지 않는 치료는 대부분 치료가 필요 없는 과잉 진단에 해당하며, 돈을 벌기 위해서 건강한 사람에게 약을 처방한 경우다."
- "의료 수가가 지나치게 낮기 때문에 정직하게 진료를 해서는 병원이 망할 수밖에 없는 구조다. 그래서 거의 모든 병원이 그런 행태를 보인다."

2018년 우리나라 총예산이 487조 원인데 보건복지부 총지출예산은 63.2조 원이고, 보건복지부 보건 지출 총예산의 16.8%인 10.6조 원이 의료비 지출임을 감안하면 수가가 낮아서 과잉 진료와 수술을 한다는 의사들의 주장은 전혀 설득력이 없어 보인다. 설사 의사들의 주장이 맞는다 해도 국민들이 낸 건강보험료가 과잉 진단과 치료에 쓰인다면 국민의 건강은 점점 나빠지는데 건강보험료는 점점 더 잘못 사용되고 있다는 얘기이므로 심각한 상황이라고 할 수 있다.

우리나라의 당뇨병 환자 증가율이 전 세계에서 최고 수준인데 의사들은 식습관 탓만 하고 있다. 물론 일부 맞는 말이지만 증가율이 세계 최고로 높은 가장 큰 이유는 췌장의 기능이 정상인 사람들까지 2형 당뇨병으로 진단해 당뇨약을 처방하기 때문이다. 즉 과잉 진단, 과잉 치료로 인해 당뇨병 환자가 점점 늘고 있는 것이다.

KBS의 당뇨병 특강에서 허갑범 박사는 인슐린이 잘 분비되는 2형 당뇨병 환자에게 인슐린 분비 촉진 당뇨약(설포닐유레아)을 사용한 사례를 지적하며 "의사들이 잘못된 처방을 하고 있다"고 했다. 그러나 단순히 혈당만 높은 사람에게 당뇨약을 처방하면 결국은 췌장의 기능이 떨어져 진짜 당뇨병 환자가 된다는 사실을 대다수 환자들이 모르고 있어 더 큰 문제다.

대부분의 2형 당뇨병 환자는 당뇨약을 끊고 식습관과 생활습관을 개선하고 운동을 꾸준히 하면서 한의학 치료를 병행하면 혈당이 정상으로 돌아올 가능성이 거의 90% 이상이다.

03

당뇨병의 주요 증상,
3다 1소

한의학에서는 서양의학의 기준을 참고해 고혈당증(서양의학에서 말하는 2형 당뇨병)과 당뇨병(서양의학에서 말하는 1형 당뇨병)을 구분해서 진단하고 치료하지만, 이보다 더 중요하게 생각하는 것이 있다. 바로 다뇨, 다음, 다식, 체중 감소 증상이 있느냐이다. 이를 흔히 '3다(多) 1소(小)'라고 부른다. 여기에서 3다(多)란 물을 많이 마시고, 음식을 많이 먹고, 소변을 많이 본다는 의미이며, 1소(小)란 체중이 감소하는 증상을 말한다. 이런 증상들은 일반적으로 공복 혈당 200~300mg/dℓ 이상일 때 나타난다.

다음(多飮)

고혈당증과 당뇨병의 첫 번째 증상은 물을 많이 마시는 다음(多飮)이다. 심한 갈증을 느껴 물을 많이 마시는 것은 그만큼 세포와 조직에 탈수 현상이 심각하다는 증거다. 당뇨병이란 인슐린의 부족으로 혈액 속에 포도당의 양이 증가하는 병이다. 당뇨병 환자들이 갈증을 없애려고 마신 많은 물은 혈액을 묽게 희석시켜 혈당을 낮춘다.

게다가 당뇨병 환자들은 세포와 조직에 물이 부족해 피부가 건조하고 딱딱해지는 것은 물론 안구 건조증, 가려움증, 항문 가려움증, 질 건조증 등이 잘 생기는데 물을 많이 마시면 피부, 항문, 질 건조증이 완화되고, 혈관에 물이 들어가 혈관이 부드러워지고 탄력을 갖게 되어 동맥경화증, 심근경색증, 뇌혈관경색증 등도 크게 좋아진다. 당뇨병 환자들이 물을 찾는 것은 자연스러운 인체현상인 셈이다.

다식(多食)

두 번째 증상은 음식을 많이 먹는 증상인 다식(多食)이다. 음식을 많이 먹는다는 것은 체내 세포가 굶주리고 있다는 증거다.

그런데 음식을 많이 먹는데 왜 세포가 굶주릴까? 이는 에너지원으로 쓰여야 할 포도당이 세포 안으로 들어가지 못하고 혈액 속에서 떠다니다가 소변에 섞여 몸밖으로 배출되기 때문이다. 결국 아무리 많이 먹어도 에너지를 생성해내지 못하고 혈당만 높이는 작용이 반복된다. 당뇨병 환자들이 밥을 잘 챙겨 먹어도 늘 기운이 없고 피곤에 찌들어 사는 것도 바로 이런 이유 때문이다.

다뇨(多尿)

세 번째 증상은 다뇨(多尿)이다. 물을 많이 마시고 음식을 많이 먹으니 소변 양이 늘어나는 것은 당연하다. 방광이나 신장이 약해져도 소변 양이 늘어난다. 물을 많이 마시는 데다 세포에서 빠져나온 수분까지 더해지기 때문에 하루에 2ℓ가 넘는 소변을 보기도 한다(일반인의 하루 소변 양은 1~1.5ℓ).

물론 소변으로 체내 수분을 많이 내보내면 체온 조절에 도움이 되고, 소변으로 체내 독소가 배출되어 혈당이 조절되는 순기능도 있다. 하지만 소변을 너무 자주 보면 탈수나 체력 저하가 생기고, 신장 기능이 떨어질 수 있다. 특히 자다가 소변을 자주 보는 습관은 숙면을 방해해 만성피로를 일으키기 때문에 원기가 저하될 수 있다.

체중 감소

네 번째 증상은 체중이 감소하는 증상이다. 체중 감소는 매우 심각한 위험 신호이다. 당뇨병 환자 중에는 과거에 뚱뚱했다가 어느 순간 살이 쑥 빠져서 예뻐

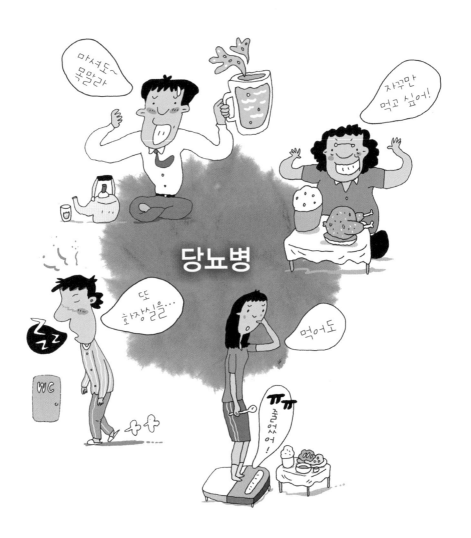

당뇨병의 전형적인 증상 4가지, 3다 1소

보이거나 잘생겨 보이는 사람들이 있다. 하지만 이는 몸이 포도당을 연소시킬 방법이 없다 보니 체내 단백질과 지방을 에너지원으로 쓰기 때문에 나타나는 현상이다. 즉 당뇨병 환자들은 포도당을 에너지로 쓰는 것이 아니라 몸속 영양분을 녹여서 필요한 에너지를 근근이 충당하고 있다고 봐야 한다. 즉 당뇨병으로 인한 체중 감소는 살이 빠졌다며 좋아할 일이 아니라 몸이 파괴되고 있다는 신호로 받아들여야 하는 것이다.

따라서 갑작스레 체중이 줄어든다면 혈당을 자주 체크해봐야 한다. 체중 감소에 혈당이 급격하게 올라가는 현상이 함께 나타나면 고혈당증일 가능성이 매우 크다. 그러다가 3다 증상이 생기고 만성피로와 전신무력증이 생기면 당뇨병으로 진행되는 상태임을 반드시 염두에 두어야 한다.

한의학 경전에서 말하는
당뇨병

한의학 경전에서는 당뇨병을 '소단병(消癉病)', '소갈병(消渴病)'이라고 부른다. 여기에서 '소(消)'는 원기, 혈액과 진액(몸 안에서 생겨나는 액체)이 소모되어 야윈 상태를 뜻하고, '단(癉)'은 체내에 열이 많다는 의미이고, '갈(渴)'은 물이나 음식을 많이 먹고 소변을 자주 보는 증상을 말한다. 정리하면 한의학에서는 당뇨병을 원기, 혈액과 진액이 부족해 체내에 열이 발생하면서 물과 음식을 많이 찾고, 소변을 자주 보고, 소화는 잘 되나 몸이 야위어가는 병으로 본 것이다.

《황제내경-영추》 중 〈사기장부병형〉에서는 '미소위소단(微小爲消癉)'이라고 해서 간, 심장, 비장, 폐, 신장 등 오장의 기혈이 부족해서 당뇨병이 발생한다고 보았고, 《황제내경-소문》 중 〈음양별론편〉에서는 '이양결위지소(二陽結謂之消)'라 해서 위와 대장에 열이 몰려서 소(消, 소갈병)가 생긴다고 말한다. 위는 혈액을 주관하고, 대장은 진액을 주관하는데 여기에 열이 생기면 혈액과 진액이 부족해지고 음식이 빨리 소화되어 금방 배가 고파진다. 즉 당뇨병을 혈액과 진액이 부족해지면서 소모적인 열을 발생시키는 질병으로 본 것이다.

《동의보감》에서는 소갈병을 소갈, 소중, 소신으로 나눈다.

소갈은 심장의 기운이 약해서 열기가 올라오는 것을 적절히 발산하지 못해 가슴이 답답해지고 입술이 붉어지는 것이다. 이렇게 된 사람은 목이 말라 물을 많이 마시고, 소변을 자주 보지만 양이 적다.

소중은 비장의 기운이 약해서 몸통 부분(중초)에 열이 몰린 것으로, 잠복되어 있던 양기가 위를 훈증하기 때문에 음식이 빨리 소화되어 금방 배가 고파진다. 그러므로 음식을 평상시보다 많이 먹지만 살은 찌지 않으며, 갈증은 심하지 않으나 답답하고 소변을 자주 보게 된다.

소신은 신장이 허약해 하체에 머무른 열로 인해 다리와 무릎이 여위어 가늘어지고 뼈마디가 시큰거리며, 정액이 소모되고, 골수가 허해지고, 물이 당긴다. 그러나 물은 많이 마시지 않고 마시는 즉시 소변으로 나오는데, 양이 많고 뿌옇다.

04

한의학으로 분류한
당뇨병의 4가지 유형

3다 1소는 당뇨병 환자들에게 공통으로 나타나는 증상이지만, 사람마다 다르게 나타나기도 한다. 어떤 사람은 물을 많이 마시지만 음식은 많이 먹지 않을 수 있고, 어떤 사람은 물을 많이 마시고 음식도 많이 먹는다. 또 어떤 사람은 소변만 자주 본다. 이러한 현상은 체질과 나이에 따라 다른 증상을 동반하기 때문에 나타난다. 따라서 한의학에서는 인체에 관한 삼초 이론과 당뇨병의 3다 1소 증상을 연계해 당뇨병의 유형을 상소(上消), 중소(中消), 하소(下消), 허로증(노화형)으로 나눈다. 각각 원인이 다르기 때문에 치료도 다 달리 한다.

인체를 크게 세 부분으로 설명하는 한의학의 삼초 이론

한의학에서는 인체를 역할에 따라 크게 세 부분으로 나눈다. 그것을 삼초 이론이라고 하며, 인체의 세 부분은 상초, 중초, 하초이다.

상초는 복부에서는 목구멍에서 위의 분문까지이고 등에서는 흉추 3번에서 5번까지로 폐, 심장, 심포락이 속해 있다. 호흡을 담당하고, 혈맥을 조절하며, 음식물의 정기를 전신으로 보내서 전신의 피부와 근골을 보호하고 조절한다. 이를 《황제내경-영추》의 〈영위생회〉에서 '상초여무(上焦如霧)'라고 하였다.

중초는 복부에서는 횡경막 아래에서 배꼽까지이고 등에서는 흉추 9번에서 12번까지로 간, 담(쓸개), 비장, 위가 속해 있다. 모든 음식과 곡식을 소화시키고 영양 물질을 흡수하며 혈액을 만드는 역할을 한다. 《황제내경-영추》의 〈영위생회〉에서 이를 '중초여구(中焦如溝)'라고 하였다.

하초는 복부에서는 배꼽에서 하복까지이고 등에서는 허리에서 꼬리뼈까지로, 요추 1번에서 선추까지가 속하고 삼초, 신장, 소장, 대장, 방광이 속해 있다. 음식물이 소화, 흡수되고 남은 대사물을 분리해 소변과 대변으로 내보내고 인체의 원기를 만드는 작용을 한다. 《황제내경-영추》의 〈영위생회〉에서 이를 '하초여독(下焦如瀆)'이라고 하였다.

삼초는 오장육부를 포괄하며, 곡식과 음식물을 소화, 흡수, 배설함으로써 혈액을 만들고 기를 만들어 전신에 보내고 조절하는 기능을 한다. 이처럼 인체는 상초, 중초, 하초의 기화 작용(기가 몸 안에서 순환하면서 물질을 발생시키고 변화시키는 것)을 거쳐서 완성되므로 삼초는 인체의 기화 작용을 포괄적으로 담당한다고 하겠다.

상소: 심장과 폐가 약해져 나타나는 다음증

상소(上消)는 상초 중 심장과 폐가 약해진 상태에서 화나 열이 발생하면서 물을 많이 찾는 증상(다음)이다. 그 외에 다음과 같은 증상도 나타난다.

● 울화가 느껴지고 열이 올라와서 가슴이 답답하고 잠을 잘 못 이룬다.

● 가슴이 자주 두근거리고, 불안하고 초조하다. 꿈을 많이 꾼다.

● 신경쇠약, 정서 불안의 증상이 나타난다.

● 열이 머리로 치솟으면서 두통과 현기증이 자주 난다.

● 귀에서 소리가 나는 이명 증상을 보이고, 눈이 충혈되고, 얼굴이 붉어진다.

● 입이 쓰고 목이 자주 마른다.

● 경추, 어깨, 등의 근육이 굳고 딱딱해지면서 경직통이 느껴진다.

사람의 심장과 폐는 자동차의 엔진과 같은 역할을 한다. 자동차의 엔진이 지나치게 과열되면 자동차의 기능에 무리가 가기 마련이다. 사람은 심장과 폐에 무리가 가면 열이 발생하고 피곤함을 심하게 느끼고 얼굴이나 손바닥이 붉거나 혹은 노란색으로 변한다. 소화도 잘 안 된다.

이러한 증상은 자율신경계의 이상과 관련이 깊다. 인체에는 교감신경과 부교감신경이 있는데, 스트레스를 받거나 화가 나고 흥분하게 되면 혈당이 상승한다. 이는 교감신경이 긴장되어 아드레날린을 분비하기 때문이다. 아드레날린은 인체가 위험에 처했을 때 분비되는 호르몬으로, 뇌에 산소와 포도당을 공급하라고 신호를 보낸다. 이렇게 되면 인체는 음식을 먹지 않았는데도 혈당이 빠르게 오르고, 심장박동이 빨라져 혈관이 수축하고 체온이 떨어진다. 이렇게 되면 혈액 속에 포도당이 많아지고 신진대사에도 빨간 불이 켜진다. 물론 혈압과 혈당이 오르고 내리는 것은 항상성을 유지하려는 인체의 작용이지만 이런 현상이 꾸준하게 지속되면 결국 병증으로 발전한다.

중소: 비장과 위, 소장과 대장이 약해져 생기는 다식증

중소(中消)란 중초 중 비장과 위, 하초 중 대장, 소장이 약해져서 음식을 많이 먹어도 영양분으로 쓰이지 못하는 증상이다. 당연히 인체는 계속해서 허기를 느끼게 되고, 영양이 채워지지 않으니 음식을 많이 먹으려고 한다. 그 외에 다음과 같은 증상이 나타난다.

- 상복부가 매우 차갑고 손으로 누르면 아프고 소화도 잘되지 않는다.
- 변비, 설사가 반복적으로 발생하고 명치 밑에 뭔가 걸려 있는 듯한 느낌이 든다.
- 속이 답답하고 자주 더부룩하며 역류성 식도염까지 생긴다.

- 위궤양이나 위산 과다 증상이 있고 항상 몸이 무겁고 두통과 현기증이 느껴진다.
- 몸이 잘 붙는다.
- 가래가 수시로 생긴다.
- 대변 냄새가 심하고, 방귀 역시 잦으면서 냄새가 심하다.
- 장 건강이 좋지 않기 때문에 얼굴에 잡티나 여드름, 기미 등의 트러블도 적지 않다.

중소의 원인은 먹는 것에 있다. 중소 환자들은 인스턴트 식품을 즐겨 먹고, 술을 자주 많이 마시고, 기름진 음식도 매우 좋아한다. 그러다 보니 식품첨가물, 화학조미료, 정제설탕, 정제소금, 밀가루를 지나치게 많이 섭취해 비장, 위, 소장, 대장에 이상이 생겨서 혈당이 올라간다.

원래 음식이 잘 소화되면 혈액과 진액이 잘 만들어진다. 하지만 비장, 위, 소장, 대장의 기능에 이상이 생기면 소화 기능이 제대로 작동하지 않고 혈액과 진액이 잘 만들어지지 않는다. 그렇다 보니 또다시 과식하게 되어 결국 당뇨병에 걸리게 된다.

음식을 지나치게 많이 먹는 사람이나 배가 고프면 참지 못하는 사람은 중소일 확률이 높다. 이런 환자들에게 가장 중요한 것은 비장, 위, 소장, 대장의 기능을 강화하고 정해진 시간에 양질의 식사를 적당량, 즐겁게 천천히 하는 것이다.

하소: 신장, 방광, 명문이 약해져 생기는 다뇨증

하소(下消)란 하초 중 신장, 방광, 명문(오른쪽 콩팥)이 약해져 하복부가 냉해지면서 소변을 자주 보는 증상이다. 한마디로 다뇨가 대표적인 증상이다. 그 외에 다음과 같은 증상도 나타난다.

- 늘 피로를 느끼고 추위를 많이 탄다.
- 성기능이 저하된다.
- 잠잘 때 식은땀이 난다.
- 변비, 설사를 자주 한다.
- 난청과 매미가 귓가에서 우는 듯한 이명 증상이 나타난다.
- 입술과 입안이 건조해지며, 목이 자주 마른다.
- 허리와 하체가 마르고 기운이 없으며 소변이 걸쭉해지고 소변을 봐도 시원하지 않다.

하소 환자들이 소변을 자주 보는 이유는 혈액 중에 포도당이 증가하면서 이를 소변으로 배출하기 때문이다. 우리 몸이 혈당을 정상으로 만들려는 자구책의 하나라고 할 수 있다. 이런 소변엔 포도당이 많이 포함되어 있기 때문에 달콤하다는 특징이 있다. 과거 한의사들은 개미를 통해서 소변의 달콤한 정도를 알아내기도 했는데 소변의 색과 양, 빈도를 확인하는 것은 물론 소변을 채취해 개미가 어느 정도나 모이는지를 봐서 당뇨병을 진단했다.

허로증(노화형): **노화로 생기는 당뇨병**

허로증(노화형)은 몸이 허약하고 노쇠해지며 생기는 증상으로, 《동의보감》에는 이렇게 설명되어 있다.

'허하고 기혈이 부족한 증상으로 기혈이 모두 고갈되고 열이 오르내리며, 허리와 등이 구부러지며 당긴다. 온몸의 뼈마디가 시리고 아프며, 밤에 식은땀이 많이 나고, 대단치 않은 일에 잘 놀라며, 목구멍이 마르고 입술이 타며, 힘이 없어 눕기를 좋아한다. 또한 몸이 몹시 여위고 기침이 나며, 가래가 많고 피 섞인 가래를 뱉으며, 오한과 신열이 오락가락하고, 뺨이 붉어지며 정신이 혼미하고 음식을 전혀 먹지 못한다.'

허로증(노화형)의 원인은 혈액과 진액 부족, 과도한 성생활, 어혈과 독소, 냉증과 저체온증 등 다양하다. 증상도 매우 다양하다. 우선, 사람은 나이가 들면 면역력이 떨어지고 원기가 부족해서 간의 혈과 신장의 기가 약화된다. 그 결과 혈당을 조절하는 능력이 저하되어 살이 갑자기 빠진다. 다음과 같은 증상도 많이 나타난다.

- 진액과 혈액이 부족해서 입이 마르고 눈이 건조하다.
- 소변이 잦고, 소변을 보더라도 시원하지 않다.
- 입에서 구취가 심하게 난다.
- 허리와 다리가 자주 아프다.
- 어지럼증이 있다.

- 뒷목이 뻣뻣하면서 어깨가 아프다.
- 마치 목에 가래라도 있는 것처럼 헛기침을 자주 한다.
- 가끔 발바닥이 뜨거워지거나 화끈거려서 괴롭다.
- 손발이 차갑고 아랫배가 냉해 항상 추위를 느낀다.
- 여성의 경우 혈액순환이 잘되지 않아 어혈이 생기고 빈혈 증상에 시달릴 수 있다.

여성에게 어혈과 빈혈이 많이 생기는 시기는 임신 기간과 50세 전후의 폐경기라고 할 수 있다. 특히 폐경기에 접어들면 혈당의 상승 속도가 빨라진다. 65세까지는 남녀 차이가 없이 혈당이 상승하지만, 65세 이후에는 여성의 혈당이 더 높아진다. 이는 여성 호르몬의 이상과 관련이 있는 것으로 파악된다.

나이가 들면 신진대사가 약화되기 때문에 냉증으로 인한 저체온증이 생기고, 이 역시 혈당 조절을 방해하는 원인이 된다. 또 성생활을 과도하게 해도 노화가 빨라지고 기혈이 부족해져 신장의 기가 약해지고 혈당이 조절되지 않는다.

각 장기의 건강 상태와 당뇨병

당뇨병은 몸속 각 장기의 건강 상태와도 연관이 있다. 예를 들어 어떤 사람은 신장이 약해서, 또 어떤 사람은 심장이 약해서, 또 다른 사람은 비장과 위가 약해서 당뇨병이 생긴다. 이 외에도 기가 부족한 사람, 혈이 부족한 사람, 냉증인 사람, 어혈이 많은 사람도 당뇨병이 나타나기 쉽다.

누구든 오장육부가 똑같이 완벽하게 건강할 수는 없다. 건강한 사람도 마찬가지다. 오장육부의 힘을 1에서 10까지의 수치로 나타낸다면 신체 건강이 최고조에 이르렀을 때 신장은 10인데 심장은 6이라든가, 간은 10으로 튼튼한데 신장은 5밖에 안 될 수도 있다. 이러한 이유로 인체에는 다양한 만성질환이 생기는데, 당뇨병도 그중 하나다. 만성질환은 약한 장기가 원인이 되는 경우가 90% 이상이다.

한의학에서는 약한 장기가 인체의 질병과 건강을 좌우한다고 보고 각 장기의 건강 상태를 매우 중요하게 여긴다. 오장육부의 건강 상태를 높이가 제각각인 빌딩에 빗대서 이해해보자. 만약 높이가 다른 빌딩들이 많은 지역이 물에 잠기기 시작하면 가장 낮은 빌딩이 가장 먼저 물에 잠기고, 그다음으로 낮은 빌딩이 그다음으로 물에 잠긴다. 빌딩이 물에 잠기는 것, 그 상황이야말로 약한 장기로 인해 질병이 생긴 것에 비유할 수 있다. 그러니 당뇨병이 생기는 원인도 사람마다 다를 수밖에 없다. 어떤 사람은 심장이 약해서, 어떤 사람은 신장이나 위가 약해서, 어떤 사람은 혈이 부족하거나 기가 부족해서 생긴다.

종합하면, 당뇨병은 개인의 타고난 체질과 살아온 환경, 생활습관, 그리고 약한 장기가 원인이 되어 발병한다. 사람마다 느끼는 증상 또한 다음, 다식, 다뇨, 체중 감소 외에 급격한 피로감, 가려움증과 같은 피부 질환, 시력 장애, 손발 저림 등 다양하다. 이러한 증상들은 당뇨병의 개별 원인을 알려주는 중요한 지표이니 자신의 증상을 잘 살피면 원인을 치료하는 길을 찾을 수 있다.

05

당뇨병과 약한 장기, 체온, 스트레스의 관계

한의학에서 분류한 당뇨병의 4가지 유형을 보면서 느꼈겠지만, 당뇨병은 선천적으로 약한 장기의 문제가 잠복되어 있다가 생활습관의 문제로 촉발되어 생기는 경우가 많다. 다양한 생활습관의 문제 중에서 가장 중요한 두 가지가 체온과 스트레스다. 애초에 건강하게 태어난 사람도 체온이 낮아지고 스트레스를 많이 받으면서 생활하면 각 장기에 영향을 미쳐서 당뇨병으로 전환될 수 있다.

질병은 약한 장기를 노린다

서양의학은 몸과 마음을 분리해서 보지만, 한의학에서는 '심신일여(心身一如)'라고 해서 몸과 마음은 하나이며 마음의 질병이 육체의 질병을 가져오고 육체의 질병이 마음의 질병을 가져온다고 본다. 당뇨병도 예외가 아니다. 오랜 기간 지속된 마음의 스트레스는 혈액 속에 콜레스테롤이나 포도당을 증가시켜 혈액을 오염시키고 혈류를 나빠지게 한다. 그 결과 온몸의 신진대사가 떨어진다. 이러한 상태에서는 선천적으로 약한 장기에 질병이 발생할 확률이 매우 높다.

한의학에서는 예부터 지나친 기쁨은 심장을 해치고, 지나친 분노는 간을 해치고, 지나친 생각은 비장을 해치고, 지나친 걱정과 근심은 폐를 해치고, 지나친 두려움과 놀람은 신장을 해친다고 했다. 이렇듯 지나친 감정은 기혈의 흐름을 방해해서 혈액을 오염시키고 체온을 떨어뜨리기 때문에 당연히 체내 장기에 질병을 일으킨다. 고혈압, 당뇨병, 신장병, 위장병, 천식, 뇌출혈, 암까지도 스트레스가 원인이라고 말할 수 있는 것은 그만큼 혈액의 오염이 만병을 일으키는 역할을 하기 때문이다.

반면, 애초에 특정 장기가 약하게 태어났더라도 혈액을 맑게 하고, 체온 관리를 잘하고, 스트레스를 적절히 해소하면서 살면 특정 장기가 약해지거나 당뇨병과 같은 질병이 급작스럽게 나타나지 않는다. 또 현재 당뇨병을 앓고 있는 사람이라도 역시 체온과 스트레스를 잘 관리하면 당뇨병의 호전에 큰 도움을 받을 수 있다.

체온이 낮아지면 혈당이 올라간다

몸의 냉기와 혈당의 관련성에 대한 연구는 캐나다의 송장개구리(wood frog)의 생존 형태를 관찰하면서 시작됐다. 일반 개구리는 날씨가 추워지면 따뜻한 땅속으로 들어가 동면을 하는데, 캐나다에서 발견된 송장개구리는 전혀 다른 모습을 보였다.

캐나다 학자 켄 스토리가 관찰하고 연구한 바에 따르면, 송장개구리들은 날씨가 추워지면 거의 죽은 것처럼 나뭇가지와 낙엽 밑에 널브러져 있다. 의식이 없고, 두뇌 활동은 멈췄으며, 눈도 딱딱하게 굳어 있다. 그러다 기온이 섭씨 0도로 떨어지면서 추위가 몰아닥치면 송장개구리들은 혈액과 장기 속 수분을 모두 배 쪽으로 몰고, 간에서 엄청난 양의 포도당을 분비한다. 이때 혈당은 정상 수치의 100배에 이른다. 결과적으로 겨울 동안 송장개구리들은 일종의 '설탕 덩어리 부동액'의 상태로 지내는 것이다. 그런데 놀랍게도 날씨가 따뜻해지면 기적처럼 다시 살아나 숲속을 뛰어다닌다.

이러한 현상은 인간의 몸에서도 나타난다. 체온이 낮아지면 혈당이 상승해 고혈당 상태가 된다. 그런데 사람은 개구리와 달라서 설탕 덩어리 부동액은 되지 않는다. 인체는 체온의 영향을 크게 받는다. 체온이 정상 체온에서 단 0.5도만 낮아져도 몸이 부들부들 떨리고, 이러한 몸의 떨림으로 열이 나면서 체온이 다시 올라간다. 다만 고혈당 상태가 일시적이라면 별 문제가 없겠지만, 오랜 기간 동안 저체온 상태로 지내면 고혈당 상태가 지속되면서 곧 당뇨병으로 진입하게 된다. 또한 몸이 차가우면 혈액순환이 방해를 받는다. 혈당이 높은 상태에서 혈액순환까지 제대로 되지 않으면 다양한 당뇨병 합병증이 생기는 원인이 된다.

저체온은 엎친 데 덮친 격으로 포도당의 이용률을 떨어뜨림으로써 인체의 또 다른 대사 과정에서 혈당을 높인다. 몸이 저체온에 익숙해지면 미토콘드리아가 충분히 작용하지 않고, 이는 세포의 에너지 생성률을 떨어뜨린다. 세포가 활발하게 움직이지 않으니 포도당을 이용할 이유가 적어져 혈당은 높은 수준을 유지한다. 당뇨병 환자들의 체온을 재보면 예외 없이 저체온이라는 점이 이를 증명한다. 발이 붇거나 신장 기능이 약해지는 것 역시 저체온으로 에너지 생성이 잘되

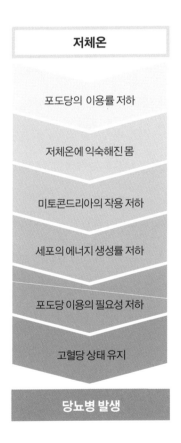

저체온

포도당의 이용률 저하

저체온에 익숙해진 몸

미토콘드리아의 작용 저하

세포의 에너지 생성률 저하

포도당 이용의 필요성 저하

고혈당 상태 유지

당뇨병 발생

지 않기 때문에 생기는 현상이다.

여기에서 우리는 당뇨병 치료에 대한 하나의 의학적 통찰을 얻을 수 있다. 체온이 낮아져서 혈당이 높아지고, 에너지 대사율이 낮아지면서 포도당 이용률도 낮아지니 1형 당뇨병이든 2형 당뇨병이든 체온을 정상 수준으로 높이면 당뇨병이 낫지 않을까 하는 것이다.

체온을 올리는 것은 사실 한의학에서는 너무도 쉬운 일이다. 하지만 당뇨약은 체온을 올리지 못한다. 오히려 모든 양약은 체온을 떨어뜨리는 역할을 하기에 당뇨병을 근본적으로 치료하는 건 어렵다. 그동안 서양의학 치료로 당뇨병을 다스려왔다면, 이제는 정반대로 해보자. 시간은 좀 걸리겠지만 올바른 치료의 길로 가게 될 것이다.

스트레스 지수가 높으면 혈액과 진액이 고갈된다

당뇨병을 일으키는 또 하나의 중요한 원인은 스트레스이다. 극심한 스트레스로 인해 기혈의 흐름에 장애가 생기면 혈액이나 진액이 고갈되어 소갈증, 즉 당뇨병이 생긴다. 스트레스를 받으면 기가 치밀고 울체되어 지나친 열이 발생하는데, 이것이 혈액과 진액을 고갈시키는 것이다. 기가 심장과 폐에 울체되어 열이 발생하면 상소가 되고, 비장과 위, 소장, 대장에 열이 발생하면 중소가 되고, 신장과 방광에 영향을 미치면 하소가 되며, 그 외의 다양한 증상으로도 당뇨병이 생길 수 있다.

이처럼 스트레스는 신진대사를 방해해 당뇨병을 일으킨다. '신진대사(新陳代謝)'라는 단어는 새 신(新), 묵을 진(陳), 대신할 대(代), 물러날 사(謝)로 이루어진 말이다. 묵은 것은 잘 사라지고 새것이 잘 만들어진다는 의미이다. 혈액과 진액의 순환이 잘되고, 혈액과 체액을 만드는 음식이 몸속에 들어가 소화·흡수·배설이 잘되면 '신진대사가 활발하다'고 말할 수 있다. 반면 신진대사가 잘되지 않으면 어혈, 담음, 식적과 같은 독소가 생겨 비만, 고혈압, 당뇨병, 고지혈증, 암, 치매 등에 걸리고 이를 방치하면 결국 사망에 이른다.

서양의학에서는 이러한 인체 현상을 '자율신경계의 혼돈'으로 설명한다. 교감신경과 부교감신경이 안정적으로 조화를 이뤄야 우리 몸이 건강한 상태를 유지하는데 스트레스로 인해 교감신경이 항진해 자율신경계의 균형이 깨지면서 인슐린의 분비가 줄어든다. 그러면 인체는 코티솔이라는 스트레스 호르몬을 연이어 분비하고, 이 호르몬은 또다시 인슐린의 활동을 방해해서 혈당은 계속 증가한다. 그 결과 우리 몸이 또다시 스트레스를 느끼면서 악순환이 반복된다.

여기에서 말하는 스트레스는 외부의 환경, 즉 타인에 의해서 생긴 스트레스만 의미하지 않는다. 과도한 신체 활동이나 업무로 몸을 혹사하는 것도 포함한다. 몸을 많이 움직이는 동물들은 대체로 혈당이 높은 경향을 보인다. 끊임없이 움직이고 모이를 쪼아 먹는 닭은 체온이 41도이며 혈당은 230mg/dℓ에 달한다. 하늘을 나는 새 역시 날갯짓을 계속 하기 때문에 체온과 혈당이 높은 편이다. 이 말은 지나치게 활동량이 많은 사람, 너무 많은 일에 신경을 쓰는 사람 역시 혈당이 높을 수밖에 없다는 것을 의미한다. 그래서 다혈질인 사람, 몸을 혹사하는 사람은 혈당이 높을 뿐만 아니라 고혈압일 확률도 높다.

미국의 한 대학에서 성인 3,000명을 15년간 추적 조사한 결과, 성격이 급하고 화를 잘 내는 사람은 그렇지 않은 사람에 비해 고혈압이 될 확률이 무려 84%나 높았다. 역시 스트레스 호르몬이 분비되면서 혈관이 수축되고 혈압이 올라갔기 때문이다. 고혈압은 당뇨병과도 연관이 깊다. 혈액순환이 잘되지 않으면 세포에 영양분이 제대로 공급되지 않고 포도당의 이용률이 떨어지면서 혈당이 올라가기 쉽다.

그렇다면 스트레스로 고혈압이나 당뇨병이 생겼다면 어떻게 해야 할까? 혈압 약으로 혈압을 낮추고 당뇨약을 먹고 부족한 인슐린을 보충해 혈당을 떨어뜨려야 할까? 그보다 더 안전하면서 간단한 답이 있다. 스트레스를 낮추면 된다. 사회생활을 하면서 스트레스를 받지 않을 도리는 없지만, 스트레스 상황에 대처하는 태도만 바꿔도 스트레스 지수는 현저하게 낮아진다. 평소 명상이나 복식호흡으로 평정심을 유지하고, 취미활동을 꾸준히 하는 것도 스트레스 지수를 낮추는 역할을 한다.

사상의학의 창시자라고 불리는 이제마 선생은 이런 이야기를 했다.

"소갈(당뇨병)은 마음이 너그럽거나 원대하지 못하고 작은 일에 집착하고 조급해서 생긴다. 그러니 소갈이 있는 사람은 마음을 너그럽게 가져야 하고, 작은 일에 집착해서는 안 된다."

당뇨병의 치료에 있어서 마음 상태가 얼마나 중요한지를 잘 보여주는 말이다.

다른 것은 몰라도 당뇨병 환자일수록 냉기와 스트레스만큼은 철저히 관리해야 한다. 이 두 가지만 잘 관리해도 우리 몸은 최악의 상태로 치닫지 않을 것이다.

06

당뇨병을 바라보는
서양의학과 한의학의 시각 차이

앞에서도 잠깐 얘기했지만, 서양의학과 한의학은 질병을 바라보는 시각 자체가 다르며 치료법도 판이하다. 한의학의 경우, 각 장기와 경맥의 기능과 역할, 혈액과 진액의 상태 등 몸을 전반적으로 살펴서 질병의 원인과 치료법을 찾는다. 반면 서양의학은 각 장기의 기능과 역할에 관심은 많지만, 각 장기들의 유기적인 관계나 몸 전체를 통합적으로 관찰하는 것에는 관심이 적다. 그렇다 보니 치료법이 다르고 그에 따른 결과도 차이가 날 수밖에 없다. 이런 시각의 차이는 당뇨병의 진단과 치료에도 고스란히 드러난다.

췌장의 기능, 살릴 것인가 죽일 것인가

당뇨병을 바라보는 서양의학과 한의학의 가장 큰 차이점은 '당뇨병을 고칠 수 있느냐, 없느냐'에서 시작된다.

서양의학에서는 당뇨병 치료에 대해 "이미 고장이 난 인슐린 분비 기능을 원래대로 되돌릴 수 없으니 평생 혈당을 유지하는 데 힘써야 한다"고 말한다. 즉 '불치병'이나 다름없다고 본다. 물론 서양의학자들도 "건강한 생활습관을 회복하면 당뇨병이 개선될 수 있다"고 말하지만, 처방되는 당뇨약들이 일시적으로 혈당을 낮추는 역할을 하는 것으로 봐서 당뇨병을 불치병으로 보는 것이 확실하다. 한마디로, 약을 복용한 후에 혈당이 낮아지면 '약 효과가 있다', '건강해졌다'라고 인식한다. 혈당을 조절하는 약물로는 혈당강하제와 인슐린이 있다. 문제는, 이러한 치료법이 근본적으로 췌장의 기능을 파괴한다는 데 있다. 췌장의 기능이 파괴되면 결국 환자는 살아 있는 동안 인슐린 주사제에 의존해 살아야 한다.

반면 한의학에서는 당뇨병을 몸속 특정 장기나 경맥에 문제가 생겨서 혈당 조절 기능에 일시적으로 장애가 생긴 '기능성 질환'으로 인식한다. 이 말은 곧 특정 장기나 경맥의 기능을 개선하면 당뇨병을 치유할 수 있다는 의미이기도 하다. 이러한 시각은 서양의학에서 당뇨병을 완치가 불가능한 병으로 규정하는 것과는 정반대의 지점에 있다고 할 수 있다. 당뇨병 치료를 위해 쓰는 약도 다르다. 한의학에서는 약해진 장기를 튼튼하게 만들고, 체온을 높이며, 면역력을 끌어올리면서 당뇨병의 원인을 없애기 위해 한약을 쓴다.

- **상소**: 심장, 위와 폐에 열이 나면서 다음증이 생기므로 심장, 위, 폐의 열을 내리면서 진액을 보강하는 한약을 쓴다.
- **중소**: 비장과 위에 열이 나면서 혈액과 진액이 소모되어 다식증이 생기므로 비장과 위의 열을 내리면서 혈액과 진액을 보강하는 한약을 쓴다.
- **하소**: 신장과 소장, 대장이 약해져서 다뇨증이 생기니 신장과 소장, 대장을 보강하는 한약을 쓴다.
- **허로증(노화형)**: 몸이 쇠진해 다양한 증상이 나타나므로 부족한 기운을 채우고 약해진 장기를 보강하는 한약을 쓴다.

이처럼 당뇨병의 원인을 세분화하고 그에 따라 한약을 처방하다 보니 "약으로 평생 관리해야 한다"고 말하는 서양의학 의사들과는 달리 한의사들은 "반드시 나을 수 있다"는 희망을 준다. 이러한 차이는 의사 개인의 열정과 의지의 문제가 아니라 당뇨병을 바라보는 근본적인 시각 차이에서 비롯된 것이다.

한의학 치료의 특징은 인체의 자연치유력, 즉 면역력을 높이도록 도와 스스로 치유되게 하고, 인체를 부분이 아닌 전체로 이해하면서 근본 치료를 한다는 점이다. 아메바와 같은 단세포 생물에서부터 인간에 이르기까지 지구상에 존재하는 모든 유기체는 생체 내부 환경을 안정된 상태로 유지하려는 '항상성' 기능을 가지고 있다. 항상성은 생명체의 '특수한 최첨단 방어 시스템'이라고 할 수 있는 자연치유력, 즉 면역력에 의해 유지된다.

서양의학의 아버지 히포크라테스도 "우리 몸에 내재된 자연치유력이 질병을 낫게 하는 가장 강력한 힘이다"라고 말했다. 따라서 개인의 체질과 질병의 원인을 감안해 자연치유력을 되살려내면 당뇨병은 물론 암, 고지혈증, 치매, 동맥경화 등으로 고통받는 그 어떤 환자도 건강을 회복해 약에 기대지 않고 살아갈 수 있다. 이렇게 '스스로', '근본적으로' 치료하는 것은 모든 질병 치료에서 가장 중요하다.

부작용이 없다는 점도 한의학 치료의 특징이다. 모든 질병은 타고난 약한 장기에 잘못된 식습관과 생활습관이 지속되면서 면역력이 약해져 생긴다. 따라서 한의학은 인체를 통합적으로 살펴서 약해진 장기를 파악해 총체적이고 유기적인 방법으로 치료하니 부작용 없이 근본 치료가 가능하다. 반면 서양의학은 당장 드러난 증상을 없애는 데 치료의 중점을 둔다. 그렇다 보니 국소적인 진찰, 부분적인 치료를 하게 되고, 당뇨병의 근본 원인을 파악하지 못하니 환자들은 계속해서 당뇨약으로 혈당을 관리하며 살다가 약의 부작용과 합병증을 겪게 된다.

전체를 개선할 것인가, 그때그때 증상만 없앨 것인가

근본 치료가 가능한지 아닌지는 '전체'를 개선하는가, '부분'을 개선하는가라는 관점에서 기인한다. 사실 이 전체와 부분의 문제는 서양의학과 한의학이 질병을 바라보는 관점이 얼마나 다른지를 한눈에 보여준다.

이러한 차이점은 미국 하버드대학교의 교수이자 동서양 비교의학사 분야의 권위자인 구리야마 시게히사의 저서에서 매우 잘 드러난다. 그는 《몸의 노래: 동양의 몸과 서양의 몸》이라는 책을 통해 '서양의학자들은 해부에 집중하고, 한의학

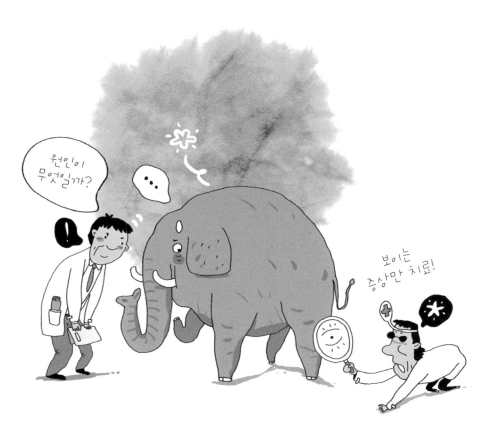

한의학은 인체를 유기체로 여겨 통합적으로 살피고
유기적으로 치료한다.

자들은 경맥과 경혈에 집중한다'라고 말한다. 또한 '서양의학이 해부학을 통해서 몸을 쪼개고 또 쪼개면서 유전자까지 분석해 작은 부분들에 관심을 가지는 반면, 한의학은 진맥이라는 방법을 통해서 몸을 유기체로 인식하고 전체에 관심을 가진다'라고 비교했다.

한의학은 인체를 소우주로 본다

한의학이 인체를 유기체로 여겨 통합적으로 살필 수 있는 것은 인체를 하나의 우주로 보기 때문이다. 즉 자연을 대우주, 인체를 소우주로 보고 조화와 균형을 중요하게 여기며 맥의 중요성을 강조한다. 고대 그리스의 의학자들 역시 맥을 짚기는 했지만 의학적인 명료성, 정확성, 객관성을 추구한 나머지 맥과 계절의 변화 혹은 개인의 특성에 대한 이해까지는 도달하지 못했다. 그 결과 진맥을 '부정확한 것'으로 생각했다. 반면 한의학은 맥을 개인의 특성 및 계절과 연관 지어서 상세하게 분류하고, 많은 임상 경험을 통해 진맥의 정확성과 객관성을 발견하기에 이르렀다.

한의학이 발견한 계절의 변화에 따른 맥의 변화는 다음과 같다. 우선, 봄에는 만물이 소생하니 기혈이 빨리 그리고 많이 흘러가야 하므로 봄이 오면 인체는 혈관 벽의 긴장도를 상승시켜 현맥(弦脈)을 띤다. 따라서 봄에 현맥이 나타나거나 간의 맥이 현맥이면 건강하다고 본다. 예부터 현맥은 '섬유질이 긴장하고 수축되어 오그라드는 듯한 맥, 맥관이 마치 유리 표면과 같이 매끄럽고 탄력이 있는 듯한 맥, 긴장한 활줄과 같은 맥'으로 정의된다.

여름에는 기온이 높고 피부의 표면을 열어 열을 발산시켜야 하므로 혈액의 흐름이 봄보다 많아지는데, 그럼으로써 나타나는 맥을 홍맥(洪脈)이라고 한다. 여름에 홍맥을 띠고 심장의 맥이 홍맥이면 건강하다고 본다. 홍맥은 '맥이 힘이 있고 크고 실하며 살짝 눌러도 여유가 있고, 손끝에서 가장 크게 느껴진다. 맥이 올 때는 성하며 크고, 갈 때는 쇠하며 길다'고 정의된다.

가을에는 여름의 무성한 열기를 안으로 수렴해 부맥(浮脈)이라고 한다. 부맥은 피부의 표면을 가볍게 누르면 느껴진다. 마치 나무가 수면에 떠 있는 것 같은 맥으로, 가을에 부맥이 나타나고 폐의 맥이 부맥이면 건강하다고 본다. 부맥은 '까마귀의 큰 털로 쓰다듬는 느낌, 나무 조각이 물위에 떠 있는 것을 누를 때의 느낌, 파 잎을 만지는 느낌' 등으로 정의된다.

겨울에는 만물이 추위로부터 자신을 보호하기 위해 모든 에너지를 숨긴다. 즉 냉기로부터 자신을 보호하기 위해 모든 에너지를 몸의 가장 깊은 곳인 골수에 저장하는데, 이런 맥을 침맥(沈脈)이라고 한다. 겨울에 침맥이 나타나고 신장의 맥이 침맥이면 건강하다고 본다. 침맥은 '실같이 가늘게 나타나는 맥, 몸속에 모래와 단단한 돌이 있는 듯한 맥'으로 정의된다.

이렇듯 한의학은 개인의 체질, 나이, 성별은 물론이고 계절의 변화까지 참고해 질병의 유무를 판단한다. 그런 뒤에 증상이 가벼운지 심각한지, 얼마나 치료해야 하는지, 쉽게 치료되는지 아닌지를 살핀다. 더불어 인체에서 '변하는 것'과 '변하지 않는 것'을 감지해 질병의 원인을 파악하고 치료하니, 한의학의 진단과 치료법은 과학적이고 합리적이라고 할 수 있다.

한의학과 서양의학은 인체와 질병을 보는 관점이 다르므로 서로의 차이를 인정하고 존중하는 것이 중요하다. 어떤 의학이 더 옳다 그르다 하는 논쟁은 별 의미가 없다. 더 중요한 것은 병이 낫느냐 낫지 않느냐 하는 점과 환자의 상태가 어떤 상태로 귀결되느냐 하는 점이다.

서양의학의 당뇨병 치료는 당뇨약을 먹음으로써 빠른 시일 내에 혈당을 정상화할 수는 있지만 10년 이상, 아니 평생 동안 약을 복용해야 하는 경우도 많다. 반면 한의학 치료는 당장 혈당의 변화가 크게 나타나지는 않지만 짧게는 1개월, 길게는 6개월 정도면 혈당이 안정되어 기존에 먹던 당뇨약을 완전히 끊는 경우가 많다. 결과적으로 한의학 치료는 처음 효과를 느끼기까지 비교적 시간이 걸리지만 질병의 원인을 뿌리뽑는다는 점에서는 가장 빠른 치료법이고, 서양의학 치료는 혈당 조절은 빨리 되지만 원인은 치료되지 않는다는 점에서 가장 느린 치료법인 셈이다.

07

소아당뇨병, 1형 당뇨병에도
효과가 뛰어난 한의학 치료

소아당뇨병이란 소아청소년기에 발생하는 인슐린 분비 장애나 인슐린 작용 장애에 의해 인슐린이 절대적으로 부족한 질병이다. 예전에는 1형 당뇨병을 흔히 소아당뇨병라고 불렀지만, 지금은 소아청소년기에 급성으로 발생한 당뇨병을 소아당뇨병이라고 부른다. 소아당뇨병은 1형 당뇨병에 속한다. 1형 당뇨병은 성인의 경우에도 급성으로 나타날 수 있다.

저혈당증 공포를 안고 사는 사람들

1형 당뇨병과 2형 당뇨병의 가장 큰 차이점은 발병 원인에 있다. 1형 당뇨병은 유전적인 요인이 큰 반면, 2형 당뇨병은 잘못된 식습관과 생활습관이 요인인 경우가 많다. 1형 당뇨병은 2형 당뇨병과 달리 인슐린의 분비가 거의 일어나지 않는다. 2형 당뇨병이 인슐린 분비량이 적거나 혹은 그 기능을 다하지 못하는 것에 비하면, 1형 당뇨병은 인슐린 분비가 되지 않는 것이 큰 차이점이다.

일부 전문가들은 소아당뇨병 역시 '평생을 관리해야 하는 병'이라고 말한다. 인슐린 자체가 분비되지 않기 때문에 매일 인슐린 주사를 맞지 않으면 급속한 저혈당증이 오고, 심지어 사망에 이르는 경우도 있기 때문이다. 따라서 어렸을 때부터 소아당뇨병을 앓아온 사람들은 성인이 되어서도 저혈당증에 대한 공포를 가지고 살며, 이로 인해 정상적인 생활을 유지하기가 힘든 경우도 있다.

혈액의 산성화로 발병하는 급성 당뇨병

현재 급성으로 발병하는 1형 당뇨병 환자는 매년 전 세계적으로 약 8만 6,000명씩 새로 진단되고 있으며, 그 수는 2015년을 기준으로 54만 2,000명에 이른다. 최근의 연구 결과에 따르면 급성 1형 당뇨병의 주요 원인으로 식습관이 주목받고 있다. 예를 들어 우유, 마가린 등을 통해서 체내에 유입되는 트랜스지방, 정제설탕, 밀가루, 정제소금, 조미료, 식품첨가물은 물론 백신 주사에 함유된 수은,

화학적으로 제조된 약에 함유된 합성 화학물질도 주요 원인으로 꼽히고 있다.

이러한 물질들은 혈액을 산성으로 바꾸기 때문에 큰 문제가 된다. 인체의 혈액은 대체적으로 알칼리성으로 유지되지만 각종 유제품과 정제식품, 합성 화학물질, 중금속 등은 이러한 알칼리성 혈액을 산성으로 바꾸는 역할을 한다. 산성화된 혈액은 혈관을 돌아다니면서 상처를 내고 혈액을 탁하게 만든다. 그 결과 혈액의 기능이 제대로 발휘되지 못하기 때문에 혈액 내 포도당이 충분히 소비되지 못해 각종 염증을 만드는 것이다.

그래서 식이요법에 각별히 관심을 가져야 한다. 아이들이 좋아하는 탄산음료, 햄버거, 라면 등의 단당류 음식은 혈당을 급속히 올리고 떨어뜨리기 때문에 섭취를 줄여야 하고, 하루에 섭취하는 당분은 총칼로리에서 10% 이하로 떨어뜨려야 한다.

한의학 치료로 약한 장기를 보강하고 체질 개선하기

1형 당뇨병이면 보통 일주일에 두 번 정도 저혈당증을 경험한다. 열이 많이 나고 극도의 피로함을 느끼는 것은 물론 어지럼증을 느끼고 발작과 함께 의식을 잃기도 한다. 더 무서운 것은 야간 저혈당증이다. 잠을 자는 동안에는 저혈당증에 대한 신호를 감지하지 못하기 때문에 부모는 아이가 자는 시간에도 안심하지 못한다.

1형 당뇨병과 2형 당뇨병은 다음, 다식, 다뇨 등 그 증상이 매우 흡사하다. 다만 어린이들이 겪는 소아당뇨병은 많이 먹기보다는 오히려 식욕 부진을 겪기도 한다. 따라서 1형 당뇨병의 경우 병원에서는 '평생 인슐린 주사를 맞아야 한다'는 이야기를 한다. 실제 하루에 3~4회 정도 인슐린을 투여받지만 이런 치료법은 췌장의 기능을 완전히 퇴화시켜서 더 큰 합병증을 만들 수도 있다. 그런 점에서 1형 당뇨병과 소아당뇨병 역시 한의학 치료의 도움을 받고 생활습관을 개선할 필요가 있다.

1형 당뇨병이든 2형 당뇨병이든 특정 장기가 약해서 발생하는 경우가 대부분인데, 한의학으로 치료하면 체질이 개선되고 혈액이 정상화되며 기혈이 보강된다. 또 장기도 더 튼튼해지기 때문에 췌장의 기능이 개선되며, 실제 혈당이 정상화되는 경우가 많다.

소아당뇨병이라고 해서 평생 고통을 받는다거나 '죽을병'에 걸렸다고 생각할 필요는 없다. 한의학 치료와 식이요법을 동시에 진행하면 성인이 되어서도 당뇨병이 더 큰 질병으로 확대될까봐 걱정하지 않아도 된다. 혈당을 잘 관리하면 성장에도 큰 문제가 없다. 영국의 제57대 총리 테리사 메이 역시 1형 당뇨병이며, 미국의 수영선수인 게리 홀 주니어는 25세에 1형 당뇨병에 걸렸지만 그후에 올림픽에서 금메달을 여러 개 땄다. 중요한 점은 당뇨병을 얼마나 잘 관리하고 올바로 치료하느냐이다.

08

당뇨병보다 더 무서운
당뇨병 합병증

당뇨병이 아닌 사람들도 당뇨병 합병증이 얼마나 무서운지는 어렴풋이나마 알고 있다. TV를 비롯한 각종 매체에서 자주 다루었고, 지인이나 가족을 통해 들어서이다.

당뇨병 합병증이 무서운 이유는 당뇨병의 폐해가 췌장에만 국한되지 않고 전체 장기에 연쇄적으로 악영향을 끼치기 때문이다. 따라서 당뇨병이 오래되면 틀림없이 신체의 다른 부위에도 이상이 생긴다. 신장, 간에 무리가 생기는 것은 물론이고 고혈압과 동맥경화에도 영향을 미치고, 심지어 암과 치매, 뇌졸중에 걸릴 확률도 높아진다.

이처럼 당뇨병의 폐해가 전체 장기로 퍼지는 이유는 혈관과 혈액이 전신에 거미줄처럼 퍼져 있어서다. 그래서 당뇨병으로 혈관과 혈액에 문제가 생기면 장기와 경맥, 기혈의 균형이 깨지고 상호작용의 조화로운 힘이 무너진다. '당뇨병보다 당뇨병 합병증이 더 무섭다'는 말은 이런 이유로 생겨난 것이다.

기관이 망가진다 ➡ 혈관 및 신장 손상

당뇨병에 걸리면 혈액 속에 포도당이 많아 혈액이 끈적거린다. 이 끈적거리는 혈액은 10만km가 넘는 혈관(모세혈관)을 돌아다니면서 각종 질병을 일으킨다.

혈액이 끈적거리니 혈관 벽에 더 많은 압력이 가해져 혈압이 높아지고 혈관은 손상되고 동맥이 경화된다. 끈적거리는 혈액은 무겁기도 하지만 점성 때문에 혈관을 통과하기가 어려워 심장이 더 많이 일을 해야 한다. 점성이 많은 혈액이 혈관에 끼치는 압력 때문에 모세혈관이 견디지 못하고 터져버리거나 망가져버리기도 한다.

모세혈관 덩어리인 신장은 이로 인해 심각한 손상을 입는다. 간과 더불어 인체의 중요한 해독 기관인 신장이 망가지는 이유의 43%는 당뇨병 때문이고, 17%는 고혈압 때문이다. 혈액이 끈적거리면 발가락 같은 신체 말단 부위까지 혈액이 공급되지 못해서 발가락이 괴사되고, 방치하면 다리를 잃을 수도 있다.

영양이 제대로 공급되지 못한다 ➡ 시력, 간 기능, 정력의 저하

당뇨병이 심해지면 모세혈관으로 영양을 공급받는 눈이 심각한 손상을 입어 시력을 잃을 수도 있다. 눈이 건강하려면 망막이 건강해야 하고, 망막은 혈관을 통해서 영양분과 산소를 공급받으며 건강을 유지한다. 그런데 당뇨병에 의해 끈 적끈적해진 혈액이 원활하게 흐르지 못하면 눈이 영양을 제대로 공급받지 못해 결국 시력 상실이라는 최악의 결과를 가져오는 것이다. 눈이 보이지 않으면 우리의 삶은 절망의 나락으로 떨어진다고 해도 과언이 아니다. 이제까지 훤히 보이던 세상이 암흑 속에 갇혀버리는 것은 상상만 해도 끔찍한 일이다.

인체의 '만능 재주꾼'이라고 불리는 간도 예외가 아니다. 체내의 각종 영양 및 에너지 대사에서 핵심 역할을 하는 간은 혈당을 조절하는 역할도 한다. 따라서 만약 간에 문제가 생기면 당뇨병이 생기고, 반대로 당뇨병이 생기면 간의 기능이 일부 제한을 받게 된다.

당뇨병에 걸리면 정력도 급격하게 저하된다. 일단 체중이 빠지고 허벅지의 근육도 줄어든다. 특히 허벅지는 혈액을 빠르게 순환시켜 발기를 충분히 유지하는데 도움을 주는데, 허벅지 근육의 양이 줄어들면 혈액의 순환력이 약해지고 당연히 발기도 유지되기 힘들다. 정액 역시 혈액으로 만들어지기 때문에 잦은 성생활은 혈액의 부족을 부르고, 이것이 다시 당뇨병에 영향을 미치는 악순환으로 이어진다.

세포의 복제 과정을 방해한다 ➡ 암 발병

당뇨병이 있으면 암에서도 결코 자유로울 수 없다. 당뇨병을 '느린 암'이라고도 하는데, 이 말은 당뇨병과 암이 동전의 양면처럼 밀접히 연관되어 있다는 의미이다. 실제 약 77만 명을 무려 12년간 추적 조사했더니 2형 당뇨병을 가진 사람들은 자궁내막암, 간암, 갑상선암, 신장암, 유방암, 췌장암, 담도암, 직장암 등 다양한 종류의 암으로 사망할 확률이 그렇지 않은 사람들보다 26%나 더 높았다.

2005년에 120만 명을 대상으로 10년 동안 조사한 결과도 매우 심각하다. 당뇨병이 있는 사람들은 건강한 사람들에 비해 췌장암이 무려 71%, 간암은 59%, 대장암은 28%나 늘어났다. 특히 이 실험은 동물 실험이 아니라 사람을 대상으로 했다는 점에서 결과에 대한 신뢰도가 더욱 높다고 할 수 있다.

당뇨병과 암이 이렇게 연관이 깊은 이유는 암이 '세포의 성장과 복제 이상'으로 생기는 질병이기 때문이다. 만약 우리 몸속 세포의 사멸과 재생이 잘 이루어지면 암에 걸릴 이유가 없지만 이 과정이 정상적이지 않기 때문에 세포에 이상이 생겨 종양이 되고 결국 암으로 발전한다. 세포의 정상적인 복제 과정을 방해하는 것이 바로 끈적거리는 혈액이다. 포도당이 많은 혈액은 곳곳에 있는 세포에 영양분을 정상적으로 공급하지 못하고, 영양분을 제대로 공급받지 못한 세포는 세포 복제에 이상이 생겨서 결국 암을 만든다.

또 하나 주의할 점은 암 환자의 경우 항암 치료를 위해서 먹는 약이 다시 혈당을 높이고, 이로 인해 암이 더욱 악화된다는 점이다. 특히 고용량 스테로이드, 일부 항암제는 직접적으로 혈당을 높인다.

당뇨병과 암은 발병 원인 역시 비슷하다. 대체로 당뇨병은 비만과 흡연, 음주, 불규칙한 식사, 운동 부족 등으로 발병하는데, 이러한 생활습관은 암을 유발하는 원인이기도 하다.

뇌혈관이나 뇌신경을 손상시킨다 ➡ 중풍과 치매 발병

당뇨병은 혈액 속에 포도당이 많아지는 질병이다. 과다한 포도당은 혈액을 탁하게 하고, 혈액을 산성으로 만들며, 동맥의 혈관 벽에 상처를 내고, 동맥경화를 일으킨다. 당뇨병이 더욱 악화되면 심장, 신장, 눈, 사지말단 등에 장애가 생기고, 뇌혈관이나 뇌신경이 손상되기 쉽다. 뇌는 심장에서 나가는 혈액의 15%와 총산소의 25%를 소비하는 가장 중요한 기관이라서 작은 손상만 입어도 신체에는 심각한 장애가 생긴다. 또한 뇌로 공급되는 혈액에 조금이라도 이상이 있으면 뇌가 손상되면서 중풍이나 치매가 발병하기 쉽다. 중풍과 치매가 인슐린저항성과 밀접하게 관련되어 있다는 사실은 이미 잘 알려져 있다. 최근의 연구에서는 인슐린의 농도가 높으면 중풍과 치매의 위험성이 증가한다고 밝혀졌다.

인슐린저항성은 설탕 섭취와 관련이 깊다. 지난 200년 동안 인류의 설탕 섭취량은 8배 증가했고, 탄산음료에 함유된 고과당 옥수수시럽의 섭취량은 1970년에 1인당 0.28kg에서 1997년에 1인당 27kg 이상으로 20년 동안 1만 배나 증가했다. 설탕이나 고과당 시럽이 인체에 들어오면 혈당이 급격하게 상승하고 그 영향으로 인슐린이 더 많이 분비된다. 단당류(단순탄수화물 식품)는 짧은 시간에 두

뇌에 에너지를 공급하지만 궁극적으로는 두뇌의 기능을 떨어뜨린다. 설탕은 혈액 속의 산화 스트레스(활성산소)를 높이고, 활성산소는 뇌세포를 손상시킨다. 과도한 인슐린의 분비와 활성산소는 결국 뇌혈관이나 뇌신경에 장애를 입혀 중풍 및 치매의 발병률을 높이는 것이다.

제 역할을 하지 못한다 ➡ 소화 기능의 저하

당뇨병은 설사와도 관련이 있다. 설사라고 하면 수분 함량이 높은 변으로, 소화기관과 관련이 있다. 그래서 당뇨병과 연관 짓기가 쉽지 않지만, 설사를 자주 하는 사람은 당뇨병에 걸릴 가능성이 커지고, 반대로 당뇨병이 있는 사람은 설사 혹은 변비 등의 소화기 장애를 앓을 가능성이 크다.

우리 몸의 진액은 혈액으로부터 만들어지므로 큰 의미에서는 혈액의 일종이라고 봐야 한다. 따라서 설사를 하는 것은 결국 몸속의 혈액이 빠져나가는 것과 같아서 설사를 자주 하면 혈액이 부족해지고 혈당이 높아진다. 물론 가끔 하는 설사는 노폐물과 독소를 체외로 배출하는 인체의 자연스러운 과정이지만, 잦은 설사는 잦은 출혈과 동일한 결과를 가져와 결국 혈당을 높인다. 게다가 설사를 통해서 체내 수분이 빠져나가기 때문에 탈수 증상을 겪을 수 있다.

당뇨병으로 인해 혈당이 높아지면 식도에 있는 신경의 기능이 떨어지고 식도와 위를 연결하는 괄약근의 조절에도 문제가 생긴다. 따라서 역류성 식도염과 소화 장애가 생기고, 대장의 운동성이 떨어지면 변비도 생길 수 있다.

당뇨병은 한마디로 모든 질병과 얽혀 있는 '포도당 거미줄'이라고 해도 과언이 아니다. 포도당 거미줄은 매우 유약할 뿐만 아니라 한 군데만 손상돼도 전체가 망가질 수 있다. 일단 당뇨병으로 인해 혈액에 문제가 생기면 혈액이 순환하는 인체의 모든 기관에 문제가 생기는 것이다. 당뇨병을 오래 방치하면 언젠가 우리 몸을 순식간에 망칠 수 있는 '폭탄'이 될 수 있기에 당뇨병을 절대 우습게 봐서는 안 된다.

당뇨약 없이 당뇨병에서 벗어나는
5단계 지침

1단계_ 혈당은 무엇이고 당뇨병은 왜 생기는지를 이해하자

당뇨병에서 나오려면 당뇨병을 이해하는 것이 먼저다. 알아야 이겨낼 수 있다. 당뇨병을 진단할 때 가장 중요하게 보는 것이 혈당인 만큼 혈당과 인슐린의 분비의 관계, 당뇨병이 생기는 이유를 이해하자.

2단계_ 당뇨약을 끊어야 하는 이유를 정확히 인지하자

"당뇨약을 꾸준히 먹어야 합병증을 예방할 수 있다"고 의사들은 말하는데, 정말 그럴까? 당뇨약이 당장 혈당 조절에는 도움을 주지만 장기 복용할 경우 오히려 장기의 기능을 망가뜨리는 사례가 점점 늘어나고 있다. 당뇨약을 끊는 것에 대한 두려움을 떨치고 당뇨병을 근본적으로 치료하려면 당뇨약의 기전과 부작용을 정확히 알아야 한다.

3단계_ 나에게 당뇨병이 생긴 원인과 주요 증상을 찾자

당뇨병은 개인의 타고난 체질과 살아온 환경, 저체온과 스트레스를 부르는 생활습관, 그리고 약한 장기가 원인이 되어 발병한다. 사람마다 느끼는 증상은 다음, 다식, 다뇨, 체중 감소 외에도 급격한 피로감, 가려움증과 같은 피부 질환, 시력 장애, 손발 저림 등 다양하다. 이러한 증상은 당뇨병의 개별 원인을 알려주는 중요한 지표이니 자신의 증상을 잘 살피면 원인을 치료하는 길을 찾을 수 있다.

4단계_ 평소 먹던 음식, 생활습관을 점검하고 개선하자

당뇨병은 식이요법과 꾸준한 운동, 스트레스 관리는 기본이고 경우에 따라 한의학 치료를 병행하면 거의 대부분 나을 수 있다. 그러려면 평소 나의 식습관과 생활습관에서 고칠 것은 무엇인지, 운동은 얼마나 해왔고, 스트레스 관리는 어떻게 풀어왔는지를 점검하고 개선책을 찾아 실천해야 한다. 먹는 것, 자는 것, 움직이는 것, 마음으로 느끼는 것이 모두 온전해지면 당뇨병에서 나을 수 있다.

5단계_ 자연치유력을 높이고 발병 원인을 없애는 근본 치료에 집중하자

한의학은 개인의 체질, 나이, 성별은 물론이고 계절의 변화까지 참고해 당뇨병인지를 판단하고, 원인이 무엇이고 증상은 어떠한지, 어떻게 치료해야 하는지를 살펴 한약, 침, 뜸 등으로 치료한다. 결과적으로 한의학 치료는 처음 효과를 느끼기까지는 서양의학의 치료법보다 시간이 좀 걸리지만, 질병의 원인을 뿌리 뽑는다는 점에서 가장 빠른 치료법이라고 할 수 있다.

PART 2

당뇨약을 끊어야 하는 이유

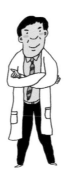

서양의학은 안타깝게도 근본 원인을 치료하기보다
눈에 보이는 수치와 국소 부위의 상태 호전에만 집중한다.
특히 연구실에서 개발한 화학약물로
우리 몸을 치료한다고 하는데, 그것은 말이 되지 않는다.
화학약물은 질병의 원인을 치료하지 못할 뿐만 아니라
더 큰 부작용으로 우리 몸을 최악의 상태로 이끈다.
확신하는데, 당뇨병 환자들이 제일 먼저 해야 할 일은
당뇨약에 의지하는 것이 아니라 잘못된 생활습관을 개선하고,
그동안 먹던 당뇨약을 끊거나 서서히 줄이는 일이다.

01

의사들이 당뇨약을
처방하는 이유

당뇨병 환자들의 머릿속에는 '혈당 조절이 안 되면 매우 위험해진다'는 생각이 크게 자리잡고 있다. 그래서 매일같이 당뇨약을 챙겨 먹고 수시로 혈당을 측정한다. 당뇨약을 꾸준히 먹으면 정말 당뇨병에서 해방될 수 있을까? 당뇨약을 끊으면 바로 합병증이 올까? 그래서 의사들이 "당뇨약을 꼭 먹어야 한다"고 하는 걸까?

그런데, 믿고 먹어온 당뇨약이 당뇨병보다 더 무서운 부작용을 숨기고 있다면?

당뇨약은 일부 긍정적인 효과도 있지만, 안타깝게도 부정적인 영향이 더욱 큰 것이 사실이다.

인슐린과 혈당 조절이 당뇨병 치료의 목표

세상의 모든 약에는 부작용이 있다. 특히 양약은 화학적으로 합성한 것으로, 본래 자연과 인체에는 존재하지 않는 성분이다. 자연과 인체는 수없이 진화를 거치면서 오늘에 이르렀다. 퇴화할 것은 퇴화하고 발달할 것은 발달해서 최적화된 상태가 지금의 우리 몸이다. 게다가 우리 몸은 스스로 최적의 상태를 유지하며 최고의 효율을 발휘하는 기능이 있다. 따라서 혈당이나 혈압을 자발적으로 올리거나 내리고, 심지어 종양마저도 때로는 생겼다가 사라지기도 한다. 그런데 외부에서 화학적으로 만들어진 약으로 이러한 인체 현상을 조절하려다 보니 우리 몸이 혼란을 느끼고, 결국 면역력에 균열이 생기는 것이다.

어쩌면 이런 의문이 들 수도 있다.

'의사들도 당뇨약의 부작용을 모르지 않을 텐데, 왜 권할까?'

이 의문을 풀기 전에 우리는 '전제'라는 것을 살펴야 한다. 즉 당뇨병을 보는 관점에 따라서 그에 따른 대처도 달라진다는 사실을 이해해야 한다.

감기를 예로 들어보자. 감기를 '면역력이 약해져서 일시적으로 생기는 인체의 약화 현상'이라고 보면 감기에 걸렸을 때 면역력을 되살리는 노력을 하게 된다. 그래서 잘 먹고 푹 쉬며 충분히 잠을 자서 체온을 올리면 면역력이 자연스럽게 강화되면서 감기가 저절로 물러간다. 면역력이 자연스럽게 강화되지 않을 땐 자연의 생명력이 담긴 한약을 먹어서 몸을 보강하면 면역력을 높일 수 있다. 그러면 감기약을 따로 먹지 않아도 감기가 낫는다. 그런데 감기를 '목이 아프고 콧물이 나오고 열이 나는 증상'으로만 대하면 감기는 하루빨리 퇴치해야 할 대상이 된다. 그래서 소염제, 진통제, 항생제, 해열제를 처방받아 먹고 주사도 맞는다.

당뇨병에서도 같은 일이 발생한다. 당뇨병을 어떻게 보느냐에 따라 약물 처방을 할 것인가, 아니면 다른 방법으로 치료할 것인가가 결정된다. 서양의학에서는 당뇨병을 '인슐린이 제대로 분비되지 않아 혈당이 내려가지 않는 병'이라고 전제한다. 또 다른 관점은, 인슐린이 분비되기는 하지만 그 기능이 제대로 작동하지 않는다고 보는 것이다. '인슐린저항성'이라는 말이 생긴 것은 바로 이런 이유에서다.

요약하면, 서양의학 의사들은 당뇨병에 대해 다음의 두 가지를 전제한다.

● 인슐린이 분비되지 않는다.
● 인슐린이 분비되어도 제 기능을 하지 못한다.

그래서 당뇨병 환자에게 인슐린을 분비시키거나, 분비된 인슐린이 제 기능을 하도록 만드는 당뇨약을 처방한다. 그리고 혈당 조절을 위해서 당뇨약을 먹고 인슐린 주사를 맞는 것을 너무도 당연한 일로 여긴다. 이렇게 하지 않으면 의사로서의 책무를 위배하는 것이라고 생각한다.

통합적이고 근본적인 진단만이 최선책

하지만 한의학에서는 다르게 진단한다. 혈당이 높으면 '인체가 필요에 의해 혈액 내 포도당 농도를 높인다'고 해석한다. 건강한 인체는 정상적으로 인슐린을 분비하지만 특정 장기의 기능이 약해졌거나, 체온이 떨어졌거나, 스트레스가 과도할 때 혈당을 높여 인체를 지키려는 현상으로 보는 것이다. 앞에서 살펴본 서양의학의 관점과 비교하면 다음과 같다.

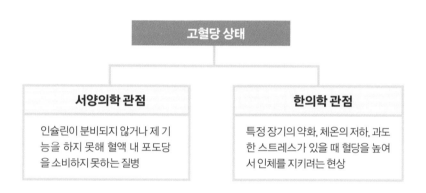

이렇게 서양의학은 혈당이 높으면 질병으로 보지만, 한의학에서는 인체를 지키고 유지하려는 정상적인 생리 현상으로 본다.

이러한 관점의 차이는 있을 수 있다. 중요한 것은 서양의학에서 처방하는 당뇨약의 부작용이 계속 보고되고 있다는 점이다.

02

당뇨약 '아반디아'는
왜 퇴출되었을까?

2007년부터 2008년 사이에 미국의 식품의약국, 즉 FDA에서는 당뇨약 '아반디아'를 둘러싸고 매우 격렬한 논쟁이 벌어졌다. 미국 FDA라고 하면 의약품에 대해 굉장히 엄격한 기준을 가지고 소비자를 위한 결정을 내리는 곳으로 생각된다. FDA는 미국 보건후생부(DHHS) 산하기관으로, 독립된 행정기구이다. 우리나라에서 의약품을 광고할 때 '미 FDA 승인'이라는 문구를 자주 사용하기 때문에 이런 긍정적인 이미지가 생겼겠지만, 아반디아를 둘러싼 FDA의 행보를 제대로 안다면 그런 이미지가 반감될지도 모르겠다.

심각한 부작용에 뒷짐 진 FDA

1997년 영국의 제약회사 글락소스미스클라인(GlaxoSmithKline)에서 출시된 아반디아는 제약 시장에 등장하자마자 선풍적인 인기를 끌었다. 혈당 조절이 잘된다는 이유 때문이었다. 임상 실험에서 493명의 당뇨병 환자들에게 하루 8mg의 아반디아를 복용시키자 혈당이 평균 76mg/㎗ 떨어졌으며, 26주 동안 이 약을 복용한 환자들 중 약 40%가 식후 혈당 140mg/㎗ 이하를 꾸준히 유지했다. 아반디아는 기존의 당뇨약들과는 사뭇 다른 기전을 가지고 있었다. 설포닐유레아 계 약물은 췌장의 베타 세포를 자극해 인슐린 분비를 증가시켰지만 아반디아는 지방 조직, 근육 조직 및 간에서 인슐린 작용과 관련된 수용체를 직접 자극해 인슐린저항성을 감소시킴으로써 혈당을 낮췄다.

그러나 그리 오래지 않아 아반디아의 심각한 부작용이 드러나기 시작했다. 심장과 간에 손상을 입히는 것은 물론 생명을 위협하는 치명적인 부작용까지 발견된 것이다. 제조사에서 자체 조사한 결과 아반디아를 복용한 사람 중 14명이 간부전을 보였고, 이 중 12명이 사망했다. 간부전이란 간이 세균에 감염되거나 특정 물질에 중독되어 단백질 합성 및 해독 기능이 떨어진 상태를 의미한다.

그런데 이러한 심각한 부작용이 발견됐는데도 FDA는 "신중하게 검토하겠다"는 말만 할 뿐이었다. 아반디아의 부작용에 대한 논란이 계속 이어지자 FDA는 경고 문구만 강화하고 실질적인 안전 조치는 시늉만 냈을 뿐 실제로는 아무런 조치도 취하지 않았다. 반면 유럽의약청(EMA)은 2010년에 부작용을 파악한 후 곧바로 아반디아의 판매 금지 조치를 내렸다.

그러는 사이에 아반디아를 비롯한 당뇨약의 가격이 급격히 올랐다. 미국 시카고대학교 칼렙 알렉산더 박사가 조사한 바에 따르면, 2형 당뇨병 환자들에게 처방된 약값은 2001년 67억 달러에서 2007년 125억 달러로 크게 뛰었다. 또한 환자마다 쓰이는 당뇨약의 가짓수도 평균 1.14개에서 1.63개로 늘어났으며, 1명당 평균 약값 역시 56달러에서 76달러로 올랐다. 반면 비교적 가격이 저렴한 당뇨약의 처방률은 67%에서 34%로 급격하게 떨어졌다. 결국 당뇨병 환자들은 당뇨약 구입에 높은 비용을 지불하고 더 많은 부작용을 겪는 이중고를 겪어야 했다.

결국 여론에 무릎을 꿇은 FDA

아반디아의 부작용과 이에 대한 FDA의 소극적인 태도를 더 이상 참지 못한 미국 소비자보호단체들은 직접적인 행동에 돌입했고, 그제야 FDA는 아반디아의 판매 금지 여부를 놓고 투표를 했다. 상식적으로 판단해, 특정 당뇨약을 복용한 환자들이 연쇄적으로 사망에 이른다면 판매가 금지되는 것이 당연하다. 하지만 FDA의 행보는 달랐다. FDA의 외부 자문단 33명이 투표한 결과 20명은 아반디아의 판매에 찬성표를 던졌고, 12명은 퇴출에 찬성했으며, 1명은 기권을 했다. 이 자문단의 투표 결과는 법적인 구속력은 없지만 FDA는 통상적으로 이 결정을 받아들였다.

이 소식을 가장 크게 반긴 측은 글락소스미스클라인이었다. 그 당시 필라델피아 법원에서만 이미 8,000건의 소송이 진행되고 있었기 때문에 만약 FDA가 아

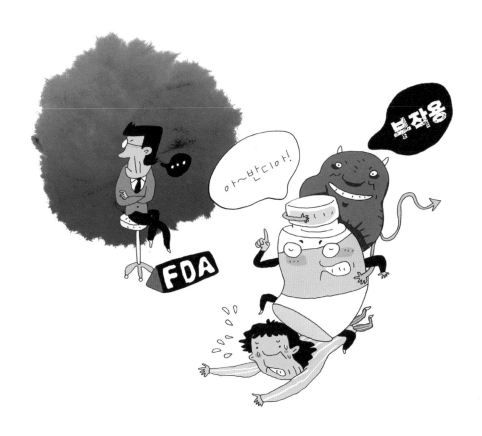

아반디아의 부작용을 알고도 FDA는 애매한 행보를 보였다.
무엇을 위해서였을까?

반디아의 퇴출을 결정했다면 그 재판들에도 어느 정도 영향을 미쳤을 것이고, 그렇게 되면 글락소스미스클라인은 엄청난 보상금을 물어주어야 할 상황이었다. FDA의 결정이 아반디아 제조사의 숨통을 트여준 셈이었다. 하지만 아반디아 퇴출에 대한 여론이 거셌고, 결국 FDA도 무릎을 꿇고 말았다. 그렇게 아반디아는 2011년 11월 이후로 일반 소매 약국에서 자취를 감추었다.

아반디아 사태로 본
우리나라 식약처의 수동적 행태

우리나라 식품의약품안전처(식약처)는 당뇨약 아반디아의 문제로 세상이 떠들썩했을 때 적절히 대처하지 못해 큰 혼란을 자초했다. FDA가 심장에 대한 아반디아의 위험성을 평가하고, 일부 전문가들은 아반디아의 퇴출을 권고하던 때에 우리나라의 식약처는 FDA의 결정을 수동적으로 쫓아갈 뿐 나서서 대책을 세우지 않았던 것이다.

당시 유럽의약청(EMA)은 아반디아의 부작용이 치료 효과보다 훨씬 크다며 판매 중지를 명령했는데, 우리나라의 식약처는 왜 그 결정을 따르지 않고 FDA의 조치를 따랐을까?

의약품의 부작용을 자체적으로 평가할 수 있는 전문적인 분석 시스템을 구축하지 못한 것이 한계였다. 식약처는 아반디아를 중증 심부전 환자에게 투여하지 못하게 하거나 처방을 자제할 것을 의사와 약사 등 전문가 단체에만 당부했다. 그 후 식약처는 FDA가 아반디아의 사용 중지 결정을 내리자 그제야 그 조치를 뒤따랐다. 즉 2010년 9월 24일, 아반디아를 복용하는 환자에게는 의사와 상담해 다른 당뇨약으로 대체하도록 권고했다. 다만 다른 당뇨약으로 혈당을 조절할 수 없는 환자는 의사의 판단 아래

제한적으로 아반디아를 사용할 수 있도록 했다. 물론 이 과정에서 의료진은 충분히 아반디아의 부작용을 환자에게 설명하고 환자 동의서를 작성하도록 했다.

하지만 식약처가 내린 '아반디아에 대한 신중한 처방 규정'은 의료 현장에서 제대로 지켜지지 않았다. 환자 동의서를 작성하도록 했지만, 의료 기관이 건강보험심사평가원에 청구하는 '요양급여비용 심사청구서 명세서' 서식에는 아반디아 처방에 대한 환자의 동의 여부를 확인할 수 있는 내용조차 없었다. 식약처 등 보건 당국은 보건 의료인이 의약품을 적절하게 다루는지를 관리 감독할 책임이 있는데도 결과적으로 아무것도 하지 않은 것이다.

식약처가 국민의 안전을 최우선으로 고려하지 않은 사이에 2009년 한 해에만 국내에서 5만 9,000명이 아반디아와 아반디아를 복제한 의약품을 복용했으며, 2006년부터 2010년 8월까지 우리나라에서 심혈관 및 동맥 질환을 포함한 120여 건의 아반디아 부작용 사례가 보고됐다. 의료 행정기관이 주저하는 사이에 수많은 환자들이 막대한 피해를 본 것이다.

03

모든 당뇨약에는
부작용이 있다

아반디아를 복용한 환자들을 연구한 42건의 연구 결과를 종합했더니 위약(가짜 약)을 복용한 환자보다 심장마비 발병률이 43%나 높았고, 심장 질환으로 인한 사망 위험도 64%나 높았다. 부작용을 유발하는 당뇨약은 아반디아뿐만이 아니다. '액토스'라는 약물은 체중까지 증가시키는 것으로 나타났다.

췌장을 망가뜨리는 당뇨약들

2형 당뇨병의 혈당 조절을 위해 쓰이는 식사 및 운동 요법 보조제 '가브스'도 부작용이 있는 약물 중 하나다. 2011년 4월 우리나라 식품의약품안전처는 가브스가 췌장염을 유발할 수 있다고 경고했다. 췌장염에 걸리면 췌장에서 분비되는 효소가 장으로 이동하지 못하고 췌장에 남아 췌장을 파괴한다. 가브스에 의해 췌장염이 생긴 환자들은 고통이 극심하다고 말한다. 췌장이 파괴되면 인슐린을 영원히 분비하지 못하기 때문에 환자들은 살아 있는 동안 합성 인슐린에 의존해야 한다. 하지만 합성 인슐린에 의존하면 심근경색, 뇌졸중, 암, 신부전증에 시달리게 된다.

'SGLT2 억제제'를 포함한 당뇨약도 심각한 부작용을 일으킨다. 일본에서만 10만 명이 복용하고 있는 이 약은 부작용 사례만 해도 4,000건이 넘게 보고됐다. 피부 장애, 요로결석, 탈수증과 같은 비교적 심각한 부작용만 630건이다.

당뇨약을 꾸준하게 복용하면 심각한 부작용은 아니어도 비만, 저혈당증, 소화 불량, 속쓰림, 복부 팽만감, 설사, 면역력 약화, 염증 악화, 간 기능 장애, 신장 기능 장애 등 일상을 힘들게 하는 다양한 불편함을 겪게 된다. 하지만 증상이 심각하지 않다고 해서 결코 가볍게 볼 일이 아니다. 이런 증상들이 오래 지속되면 췌장 세포의 기능이 저하되는데, 이는 궁극적으로 체내의 인슐린 시스템을 망가뜨릴 수 있다. 실제 국내의 한 전문가는 당뇨약을 5년 정도 먹게 되면 췌장의 기능이 거의 다 망가진다고 경고했다.

그러므로 환자들은 당뇨약에 대한 의사들의 말을 제대로 해석해야 한다. 의사들은 당뇨약을 처방하면서 "효능이 탁월하다"라고 말하는데, 그 말에는 부작용에 대한 언급이 전혀 없다는 점을 알아야 한다. 그리고 당뇨병을 치료하는 것과는 상관없이 '잠시나마 혈당을 안전한 범위 안으로 조절할 뿐이다'라는 의미로 이해해야 한다. 그래서 의사들이 "당뇨약을 평생 먹어야 한다"고 말하는 것이다.

인체 곳곳에 부작용을 일으키는 당뇨약들

당뇨약은 총 6가지 계열(비구아나이드계, 설포닐유레아계, 메글리티나이드계, 치아졸리딘디온계, 알파글루코시다아제 억제제, DPP-4 억제제)로 분류되며, 계열별로 약의 종류만 수십 가지다. 이 모든 당뇨약의 공통점은 부작용이 있다는 것이다. 가장 단순하게, 화학약물이 투입되어 몸의 기능을 조절하는 순간 인체는 거부감을 느끼고, 장기적으로는 부작용으로 고생하게 된다.

가장 많이 처방되는 당뇨약은 비구아나이드계의 메트포르민이다. 여러 연구 결과는 이 약물이 모든 당뇨병 관련 사망이나 심장마비를 줄일 수 있다고 말한다. 하지만 메트포르민 성분의 당뇨약을 복용한 환자의 25%는 아무런 효과를 볼 수 없었고, 심지어 시간이 흐를수록 그 효능이 떨어졌다고 밝혔다. 더 심각한 문제는 효능을 잃은 이 약물이 톨부타미드라는 성분과 결합하면서 생긴다. 실험에 의하면 톨부타미드를 복용한 2형 당뇨병 환자들은 그 외 당뇨병 환자들보다 심장마비, 뇌졸중으로 인한 사망률이 무려 2.5배나 높게 나타났다. 치아졸리딘디온이라는 당뇨약 성분 역시 극히 위험한 물질이다. 이 치료제가 처음 나왔을 때 간 손상으로 인한 사망이 늘어나면서 시장에서 퇴출될 위기에 처했다.

이 외의 당뇨병 치료제들도 부작용이 다양하다.

● **프라딘, 스타릭스:** 췌장의 베타 세포를 활성화해 더 많은 인슐린 분비를 촉진하지만 두통과 관절 통증을 일으키고, 신경을 예민하게 만들고, 평소보다 많은 땀을 흘리도록 만든다.

- **글루코파지**: 간의 포도당 생산을 의도적으로 줄여 근육이 인슐린을 받아들이도록 유도한다. 포도당의 흡수에는 도움이 되지만 설사, 메슥거림, 구토, 복부 팽만감, 식욕 감퇴를 일으켜 인체에 다양한 불편감을 초래한다.
- **프레코스, 글리셋**: 위와 장에서 탄수화물과 설탕의 분해를 느리게 만들어 혈당을 느리게 올린다. 반면 복부 팽만감, 설사, 가스, 위통을 유발할 수 있다.

당뇨약의 심각한 부작용을 우려한 사람들은 이미 수십 년 전부터 경고를 해왔다. 미국의 소비자보호단체인 퍼블릭시티즌은 이미 1978년부터 당뇨병 환자들에게 간절한 호소문을 전해왔다.

"당신은 당뇨약을 복용하고 있나요? 당뇨약은 위험합니다. 그 약은 당신을 죽일 수도 있습니다. 지금 당뇨약을 복용하고 있다면 반드시 3가지를 해야 합니다. 최대한 빨리 당뇨약을 끊으세요. 식이요법을 하고 체중을 줄이세요. 만약 지금 당신의 주치의가 당신의 체중 감량을 돕지 않는다면 의사를 바꾸세요. 이 3가지 조치가 당신의 생명을 구할 것입니다."

그들의 호소가 시작된 지 40년이 지났다. 하지만 여전히 많은 당뇨병 환자는 서양의학의 편협한 관점으로 바라본 당뇨병의 정의에 갇혀 있으며, 당뇨약에 의해 점점 더 몸을 망쳐가고 있다.

04

당뇨약의 장기 복용이
합병증을 늘린다

혈당이 높으면 합병증이 생겨서 실명이 되거나 발에 괴사가 생겨서 발을 잘라낼 수도 있다는 이야기를 듣고 당뇨약을 손에서 놓지 못하는 당뇨병 환자들이 많다. 하지만 이보다 더 무서운 진실이 있다. 바로 당뇨약의 장기 복용이 실명, 발 괴사, 신부전의 가능성을 높인다는 점이다. 이는 과학적 연구로 밝혀진 명백한 사실이다. 그래서 일부 서양의학자들은 줄기차게 당뇨약의 사용을 반대한다. 사람을 살린다는 약물이 결국 사람을 죽이는 최악의 무기로 돌변할 수 있음을 알기 때문이다.

임상 실험 결과의 충격적인 조작

우선, 매우 이상한 현상 하나를 살펴보자. 그동안 서양의학의 당뇨병 치료에 의구심을 품었던 의학자들은 수 년 동안 당뇨약을 통한 치료 과정을 살펴보면서 특이한 현상 하나를 발견했다. 그것은 바로 당뇨약을 복용하지 않은 사람들보다 당뇨약을 복용한 사람들에게서 더 많은 합병증이 나타났다는 사실이다. 성기능 장애, 심장마비, 고혈압, 뇌졸중, 신장 장애, 신경계 질환, 잇몸 질환, 사망 등이 그것이다. 특히 갑작스럽게 찾아오는 심장마비, 뇌졸중, 치매는 매우 위협적이다. 또 당뇨약을 먹고 10년 이내에 30%의 환자들에게서 당뇨망막증이 오고, 60%의 환자들에게서는 발 괴사가 생겼다. 게다가 전체 심장 질환의 60%, 신장 질환의 30%가 당뇨약을 장기간 복용해온 환자들에게서 생겼다. 이처럼 당뇨약으로 치료하고 있는데 왜 다른 질병이 생기고, 당뇨약을 먹지 않는 환자보다 몸이 더 나빠지는 것일까?

의아함과 놀라움은 여기서 끝나지 않는다. 제약회사들은 악질적인 자료 조작을 통해 당뇨병 환자들의 목숨을 담보로 엄청난 돈을 벌어왔다. 1997년에 제약회사 워너램버트는 '리줄린'이라는 당뇨약을 개발한 지 7개월 만에 미국 FDA의 승인을 받아 시판했다. 이 약은 그로부터 3년 뒤인 2000년에 미국 시장에서 퇴출됐는데, 그동안 벌어들인 돈이 21억 달러(우리 돈으로 약 2조 4,000억 원)에 육박했다. 문제는 이 약을 복용한 당뇨병 환자의 상당수가 간부전으로 사망했다는 사실이다. 게다가 자체적인 임상 실험 과정에서도 간부전이 수십 명에게 발생했지만 제약회사는 참여 위원들을 매수해 이 사건을 조작했으며, 더 나아가 각종 암과 우울증, 심장병, 뇌졸중, 고혈압, 신부전증, 치매에 대한 부작용 여부에 대해서는 아예 조사도 하지 않았다. 결과적으로 그들은 당뇨병 환자들의 목숨을 볼모로 돈을 버는 비인간적인 도박을 한 셈이다.

이쯤에서 '당뇨약을 믿어야 하나?'라는 의심이 생길 수 있다. 이 의심을 확신으로 만들어주는 이야기를 하나 더 하겠다. 그것은 바로 당뇨병 합병증에 대한 새로운 진실로, 단지 혈당이 높아서 발에 괴사가 생겨 발을 절단하고 눈이 나빠지다가 서서히 실명으로 발전한 경우는 이제까지 단 한 건도 의학계에 보고되지 않았다는 점이다.

그러면 당뇨병 합병증으로 실명이 되거나 발을 자를 수 있다는 말은 어떻게 생겨난 것일까? 이는 병의 원인에 대한 교묘한 조작 때문에 생겼다고 볼 수 있다. 이런 합병증은 당뇨병이 아닌 당뇨약 때문에 생긴 것인데, 뒤바뀌어 전달된 것이다. 설명하면 이렇다. 당뇨병을 앓고 있는 사람은 대개 고혈압, 고지혈증을 비롯해 골다공증, 각종 감염성 질환, 비만 등을 동시에 가지고 있는 경우가 많다. 이는 인체의 면역력과 항상성이 무너져서 생긴 결과다. 면역력이 떨어져서 몸이 전반적으로 약해지다 보니 여러 질병이 동시에 생기고, 당뇨병을 포함해 여러 질병이 복합적으로 작용하면서 실명되거나 발에 괴사가 생긴 것이다.

'혈당이 관리되지 않으면 실명을 하거나 발을 잘라야 한다'는 말은 추론에 불과하다. 오히려 문제는 당뇨약에 있다. 당뇨약을 장기간 복용하면 혈관이 응고되는 경우가 많고, 혈액이 정상적으로 흐르지 못하니 그와 같은 일이 생기는 것이다.

당뇨약을 끊으라는 의사들의 조언

　이러한 사실을 알아챈 일부 서양의학자들은 '하루라도 빨리 당뇨약을 끊어야 한다'고 경고해왔다. 《당뇨병 뒤집기(Reversing Diabetes)》의 저자 줄리안 휘태커 박사(Julian Whitaker M. D.)는 지난 30년간 수만 명에 이르는 말기 당뇨병 환자들을 당뇨약 없이 치료한 자연의학의 명의이다. 그는 "빠른 시간 안에 당뇨약을 끊고 식이요법을 시작해야 당뇨병이 나을 수 있다"고 역설했다. 그는 혈당 조절에 초점을 둔 방법이 아닌 전혀 다른 방법이 진정으로 당뇨병을 치유할 수 있다고 말했다.

　"당뇨병은 크게 두 가지 목표를 두고 치료합니다. 하나는 혈당 조절이고 또 하나는 합병증 예방입니다. 대부분의 의사들은 이 중 하나에만 집착합니다. 바로 혈당 조절입니다. 하지만 근래 들어 당뇨병 환자에게 필요한 영양소를 적극적으로 공급하는 것이 당뇨병 합병증을 막는다는 연구 결과들이 속속 나오고 있습니다."

　그의 말은 현재 의사들이 시행하고 있는 당뇨병 치료의 초점이 완전히 어긋나 있음을 말해준다.

　미국 의사협회장상을 세 번이나 받은 스티븐 시나트라 박사(Dr. Stephen Sinatra) 역시 논문 〈당신도 2형 당뇨병을 물리칠 수 있다〉에서 '혈당을 높이는 약이 당뇨병의 위험을 더욱 늘린다'고 말한다. 또 지난 30년간 무려 7만 5,000명의 환자를 약 없이 자연요법으로 치료한 명의 브루스 웨스트 박사(Dr. Bruce West)는 이렇게 강조했다.

'우리는 너무 많은 치료와 너무 많은 진단을 받고, 너무 많은 약을 먹고, 너무 많이 수술을 받으며, 너무 많이 방사능을 쏘이고, 너무 깊이 세뇌당하고 있다. 그래서 질병의 치료와 일반적인 건강관리에서 상식을 무시한 방법을 쓰고 있다.'

무엇보다 당뇨약은 인체의 원래 기능을 완전히 깨뜨림으로써 오히려 건강을 해치고 있다. 단적인 예가 당뇨약으로 췌장을 자극해서 인슐린을 더 많이 나오도록 하는 방법이다. 당뇨약을 먹으면 췌장은 즉각적으로 반응하면서 인슐린을 많이 생산한다. 그러면 혈당은 매우 드라마틱하게 떨어진다. 하지만 이런 일이 반복되면 췌장은 스스로 인슐린을 분비할 능력을 잃어버리고 무기력해진다. 사실 많은 약이 대개 이런 식으로 신체 상태를 잠깐 호전시키지만 결국 장기의 원래 기능을 잃게 만든다.

변비약도 마찬가지다. 변비약은 강제로 대장을 운동시켜서 배변하게 한다. 몇 번은 시원하게 '약효'를 보지만, 계속해서 대장이 약에 의해 자극되다 보면 결국 대장은 스스로 움직이는 능력을 상실하게 된다. 그리고 약에 의존하지 않고는 더 이상 배변을 할 수 없게 된다.

물론 이제까지 먹어오던 당뇨약을 아무런 대안도 없이 당장 끊으라는 이야기가 아니다. 당뇨약이 주는 폐해가 얼마나 심각한지를 알고, 당뇨약을 복용하더라도 면역력과 원기가 저하되지 않도록 유의하면서 우리 몸을 살리는 다양한 치료 방법을 찾으라는 의미다. 그래야 치료제로 알고 먹었던 당뇨약의 부작용으로부터 내 몸을 보호할 수 있다.

05

당뇨약을 먹었을 뿐인데
왜 살이 찔까?

비만과 당뇨병은 서로 영향을 주고받는다. 즉 비만해지면 당뇨병에 걸릴 확률이 높고, 당뇨병에 걸리면 반대로 비만해질 위험이 있다. 사실 비만과 당뇨병은 그 자체로도 위험한 질병들이지만, 둘이 만나면 인체를 더욱 위험한 상황으로 몰고 간다. 더 큰 문제는 당뇨병 환자가 당뇨약을 먹다 보면 살이 더 찐다는 점이다. 당뇨약을 먹는 것 자체로 이미 비만의 위험성이 가중되는 것이다.

이 과정에서 우리가 주목해야 할 점이 있다. '비만을 치료한다'는 일부 당뇨약에 대한 광고 및 언론의 보도다. 물론 특정 당뇨약을 먹으면 수치상으로 분명 살이 빠진다. 하지만 이러한 체중 감량은 건강한 다이어트와는 거리가 멀며, 장기적으로는 부작용만 더 강화한다.

당뇨약이 만드는 비만의 악순환

비만과 당뇨병은 인슐린을 매개로 서로 연결되어 있다. 이미 말했지만, 당뇨병은 인슐린이 제대로 분비되지 않아 혈당 조절이 어려운 질병이다. 그런데 살이 찌면, 특히 배에 살이 많이 붙으면 인슐린저항성이 높아지면서 인슐린의 활동이 방해를 받아 당뇨병에 걸릴 확률이 훨씬 높아진다. 연구에 의하면 살찐 사람들이 당뇨병에 걸릴 확률은 표준 체중인 사람들보다 최소 2배에서 6배나 높다. 그 반대의 경우도 발생한다. 예를 들어 표준 체중인 사람도 일단 당뇨병에 걸리면 비만해지기 십상이다. 혈당이 높아지면 인슐린저항성이 급격하게 높아지면서 체내에 남아 있던 포도당이 중성지방으로 바뀌고 내장지방이 된다. 따라서 표준 체중을 유지하지 못하고 살이 찌는 것이다.

그런데 당뇨약을 먹으면 비만이 더욱 가속화된다는 말은 무슨 뜻일까?

대한당뇨병학회가 당뇨병 환자 87명을 대상으로 '당뇨병 환자의 비만에 대한 인식 조사'를 실시한 결과 65%의 환자들이 약 3kg 이상 체중이 증가한 것으로 나타났다. 이는 대부분의 설포닐유레아, 치아졸리딘디온 계열의 당뇨약 때문인 것으로 알려지고 있다. 하지만 이러한 사실을 아는 환자들은 많지 않다. '당뇨병 치료제의 부작용 중 체중이 증가한다는 사실을 알고 있느냐'는 질문에는 64%의 환자가 '모른다'고 답했다.

결과적으로 이러한 상황은 당뇨병 환자들을 심각한 악순환에 빠뜨린다. 예를 들어 당뇨병 진단을 받은 환자들은 의사에게 "체중을 줄여야 한다"는 이야기를 반드시 듣는다. 그리고 환자들은 하루라도 빨리 당뇨병에서 벗어나고픈 마음

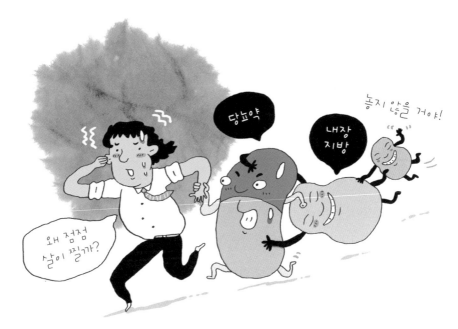

당뇨약을 끊지 않으면
비만에서 영원히 탈출할 수 없다.

에 식습관을 조절하고 열심히 운동을 해서 어느 정도 체중을 줄인다. 그러나 당
뇨약의 부작용 때문에 체중은 다시 늘어난다. 문제는 그 후다. 살이 빠졌다 다시
찌면 혈당이 좀 더 빠른 속도로 올라가는데, 이를 발견한 의사는 약의 종류를 늘
리거나 강도가 더 센 당뇨약을 처방한다. 심하면 인슐린 주사를 권하기도 한다.
그리고 체중은 또다시 늘어난다. 결과적으로 당뇨약을 끊지 않고는 비만에서 도
저히 탈출할 수 없는 수렁에 빠지는 셈이다.

　이를 몸소 느낀 환자들은 당뇨약에 거부감을 가질 수밖에 없다. 1형 당뇨병 청
소년의 약 90%가 살이 찌는 것이 싫어서 인슐린 주사를 가끔 빠뜨린다고 한다. 1

형 당뇨병은 인슐린이 체내에서 전혀 생성되지 않기 때문에 인슐린 주사를 맞지 않으면 심각한 상황에 빠질 수 있다는 사실을 알면서도 말이다.

약이 만드는 부적절한 다이어트

인간의 장에서는 'GLP-1(글루카곤 라이크 펩티드-1)'이라는 호르몬이 분비된다. 소화 과정에서 음식물이 장을 자극하면 분비되는 매우 강력한 인슐린 분비 자극 호르몬이다. 그런데 제약회사는 이 호르몬과 기능이 같으면서 체내에서 오래 지속되는 새로운 형태의 물질을 만들어냈다. 그것이 바로 'GLP-1 유사체'다.

그런데 이 약을 복용하는 환자들에게서 매우 특이한 현상이 나타났다. 바로 체중이 줄고 식욕이 억제된 것이다. 의사들이 이를 검증해봤더니 5% 정도 체중이 줄었다고 한다. 이러한 사실이 알려지면서 이 약물은 당뇨병 환자들 사이에서 화제가 됐다. 운동을 힘들게 하지 않아도 식욕과 식사량이 줄어들고 살까지 빠지니 얼마나 좋은가. 무엇보다 비만을 유도했던 과거의 당뇨약들과 달리 이 약물은 살을 빠지게 만드니 환자들 입장에서는 '놀라운 신약'일 수밖에 없었다. 하지만 GLP-1 유사체가 어떻게 체중과 식욕을 줄이는지를 알고 나면 더 이상 반길 수 없을 것이다.

GLP-1 유사체는 소화기관의 운동을 억제함으로써 식욕까지 억제한다. 또 음식을 먹으면 빨리 배가 부르도록 두뇌의 식욕 중추를 자극해 포만감을 일으킨다. 그러나 이 과정에서 당뇨병 환자들의 정상적인 영양소 섭취와 원활한 신진대사에 악영향을 끼치고 결국 필수 영양소의 결핍을 유도한다. 이런 현상은 약을 강도질한다는 의미로 '드럭 머거(Drug Muggers)'라고 불린다.

드럭 머거의 대표적인 약이 바로 메트포르민이다. 이 약은 포도당의 생산과 흡수 과정을 차단함으로써 혈당을 낮춘다. 문제는 이 약이 비타민B$_{12}$(코발라민), 비타민B$_9$(엽산) 등의 흡수를 방해한다는 점이다. 한 연구 결과에 의하면 이 약이 포함된 당뇨약을 2년 이상 복용한 결과 비타민B$_{12}$의 혈중 농도가 정상 수치 이하로 줄어들었다(출처: 권선미, '병 고치려고 먹는 약이 영양소 도둑이라니', 중앙일보, 2015년 5월 9일).

이렇게 되면 당뇨병에서 벗어날 수 있는 길은 더욱 멀어진다. 체내에 충분한 영양분을 공급해 당뇨병을 이길 수 있는 건강한 몸을 만들어야 함에도 불구하고 각종 치료제들이 이를 방해하기 때문이다.

또한 인체의 정상적인 작용을 약을 통해서 억지로 제어하다 보면 인체에 무리가 되어 담석이나 담도염을 일으킬 수 있으며, 약을 먹지 않으면 다시 살이 찔 수도 있다. 어느 면으로 보나 이런 약이 비만 치료 겸 혈당 강하를 목적으로 쓰이는 것은 매우 위험한 일이다.

안타깝게도, 지금 이 순간에도 수많은 당뇨병 환자들이 당뇨약을 먹으며 자신의 몸을 망가뜨리고 있다. 식이요법과 운동 등의 생활습관 개선, 한의학 치료를 통해서 얼마든지 당뇨약 없이 당뇨를 이길 수 있는 방법이 있음에도 말이다.

06

당뇨병과 고혈압은
서로를 끌어당기는 형제다

당뇨병과 고혈압은 매우 가까운 관계다. 그래서 고혈압 환자는 당뇨병 환자가, 당뇨병 환자는 고혈압 환자가 될 가능성이 매우 크다. 당뇨병이 생겼다는 것은 혈액에 포도당이 많아져 혈액이 끈적거린다는 의미이다. 이렇게 되면 혈액순환이 원활하지 않고 혈관 벽에 더 많은 압력이 가해져 결국 고혈압까지 생긴다.

그런데 이 질병들은 '약'을 매개로 서로가 서로를 악화시킨다. 즉 혈압약을 통해 억지로 혈압을 내리면 당뇨병으로 발전할 수 있고, 당뇨약을 먹으면 고혈압이 유발된다. 이렇듯 당뇨병과 고혈압은 서로에게 최악의 관계다. 하지만 이 말을 뒤집어보면 희망이 생긴다. 고혈압이 나아지면 당뇨병도 호전되고, 당뇨병이 호전되면 고혈압도 나아진다는 희망 말이다.

'최악의 궁합'이기도 하고, '최고의 궁합'이기도 하다

어떻게 해서 당뇨병과 고혈압은 약을 매개로 서로가 서로를 악화시키는 것일까? 혈압강하제, 즉 혈압약이 당뇨병에 영향을 미치는 과정은 이러하다.

서양의학에서는 혈압을 내리기 위해 강제로 소변을 보게 하는 이뇨제를 처방한다. 그러면 혈압은 떨어지지만 신장에 무리가 간다. 또한 이뇨제를 통해서 혈액과 진액이 동시에 소변으로 배출되기 때문에 눈이 건조해지고, 갈증이 생기고, 피부가 건조해지고, 당뇨병이 생길 가능성이 높아진다. 혈압약을 복용하는 사람들에게 많이 나타나는 증상이 앉았다가 일어설 때 나타나는 어지럼증이다. 기립성 저혈압인데, 이는 머리에 공급되는 혈액이 부족해서 나타난다. 이렇게 혈압약은 혈액을 부족하게 만들고, 그 결과 인슐린이 결핍되고 인슐린 결핍은 혈당을 증가시킨다. 이 상태에서 혈압약을 복용하면 혈압이 오르면서 바로 당뇨병 환자가 되고 만다.

대만의 연구자들이 당뇨약을 먹거나 인슐린 주사를 맞는 8만 7,000명의 2형 당뇨병 환자들을 상대로 조사한 결과, 인슐린 주사를 맞는 사람이 당뇨약을 먹는 사람보다 고혈압이 더 많이 생겼다. 물론 둘 다 고혈압으로 진행될 확률이 높지만, 인슐린은 영양분을 저장하는 작용 외에 교감신경계를 자극해 인체를 응급 상태로 만들기 때문에 고혈압의 진행률도 더 높은 것이다.

당뇨병과 고혈압은 발병 원인이 비슷하므로 그 치료 방법도 매우 유사하다. 이 둘은 환경적인 요인과 유전적인 요인 모두에 의해서 생겨나며, 잘못된 식습관과 스트레스, 운동 부족, 흡연 등 잘못된 생활습관으로 발병률이 더욱 높아진다는

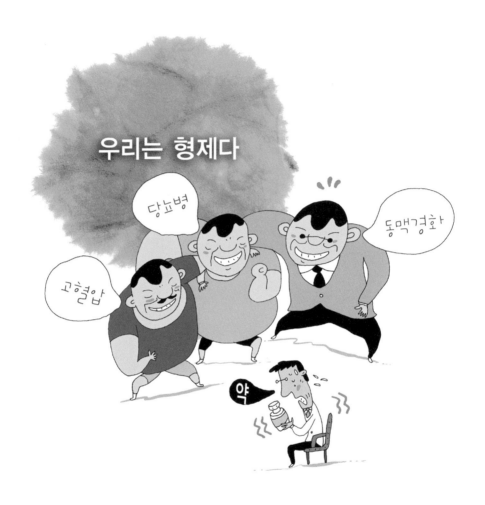

당뇨병과 고혈압, 동맥경화는 혈액의 영향을 주고받는 사이로
'최악의 궁합'이기도 하고, '최고의 궁합'이기도 하다.

공통점이 있다. 심근경색, 뇌경색, 심장 및 신장 장애를 일으킬 수 있다는 점도 비슷하다. 따라서 당뇨병이 호전되면 고혈압도 동시에 호전되는 경향을 보인다. 결과적으로 당뇨병과 고혈압은 '형제'나 다름없다. 나빠지면 함께 나빠져서 '나쁜 형제'가 되고, 좋아지면 함께 좋아져서 '착한 형제'가 되는 사이이다.

당뇨병은 동맥경화와도 밀접한 관련이 있다. 끈적끈적한 혈액이 혈관을 돌아다니면 모세혈관이 이를 견디지 못하고 터진다. 이는 혈관 벽에 상처를 내고 결국 동맥경화로 이어진다. 혈관이 딱딱해지면 혈액이 인체의 말단 부위인 발가락까지 전달되지 않는다. 그러면 혈액순환에 또다시 문제가 생겨서 고혈압이 더욱 악화된다. 이와 동시에 당뇨약은 혈액을 탁하게 만드는 인자를 가지고 있어서 혈액순환이 원활하지 않게 되고 동맥경화의 가능성은 더욱 커진다. 고혈압과 심혈관계 질환을 가진 당뇨병 환자들이 많은 것은 이런 이유 때문이다.

당뇨약은
심장을 보호하지 못한다

2008년 2월에 미국 정부의 대단위 연구 프로젝트가 발표됐다. '당뇨약을 먹어 적극적으로 혈당을 조절하면 심장을 보호할 수 있는지'에 대한 가장 최근의 연구였는데, 이 실험을 하는 과정에서 놀라운 일이 생겼고 결국 이 연구는 무려 18개월이나 남겨두고 중단되었다.

'놀라운 일'이란 사람들이 연구 과정에서 너무 많이 사망한 것이다. 연구 과정을 종합해보면, 당뇨약을 통한 적극적인 혈당 조절이 심혈관계 질환의 사망률을 무려 250%나 높였다. 연구자들은 이러한 사실을 눈으로 확인하고 큰 충격에 빠졌다. 하지만 의사들의 반응은 달랐다. 객관적 연구 결과를 애써 무시하면서 환자들에게 "크게 걱정할 필요가 없다"고 말한 것이다.

환자들은 실험용 쥐가 아니다. 환자들은 당연히 이 결과에 주목해야 하고, 당뇨약에 대한 경각심을 가져야 한다. 왜냐하면 이러한 연구 결과는 40년 전에도 있었기 때문이다. 1969년에 실시된 비슷한 연구에서도 2008년에 사용한 약물과 동일한 계통의 약물이 사용되었고, 그 당시에도 사망률은 매우 높았다.

07

당뇨발, 자연치유의 힘을 믿으면
수술이 필요 없다

서양의학자들 중에서도 자연치유를 시도하고 검증한 사람들이 적지 않다. 그들은 서양의학의 당뇨병 치료법이 당뇨병을 치료하기보다 오히려 악화시키고, 심하면 환자들의 건강을 극단적으로 망친다고 믿는다. 그래서 대안으로 자연치유를 찾아 나섰고, 실제로 자연치유를 통해 많은 환자가 새로운 희망을 얻었다.

특히 당뇨병 합병증의 하나인 '당뇨발'의 치료에 관해서는 서양의학과 한의학의 이견이 팽배하다. 서양의학에서는 증상이 악화되면 수술을 해서 잘라내야 한다고 주장하지만, 한의학에서는 수술하지 않고도 치료할 수 있는 방법을 제시하고 있다. 심각한 상태라면 수술을 해야겠지만, 그 정도가 아니라면 수술하지 않고도 치료할 수 있는 방법을 함께 고민해야 한다.

당뇨발은 당뇨병이 오래 진행된 결과 혈액이 신체의 말단 부위까지 전달되지 못해서 발끝의 모세혈관이 헐거나 고름, 괴사가 생기는 병이다. 발은 걷고 뛰는 활동에 꼭 필요한 신체 부위이고 수술 후에 재발이 잘되는 경우가 많으므로 무조건 잘라내는 수술은 신중하게 결정해야 한다. 수술 이후의 삶이 피폐해질 수 있기 때문이다. 다행스럽게도 근래 미국에서 자연치유로 당뇨발을 치료한 사례가 많아지고 있다.

자연치유의 놀라운 효과

미국에서는 매년 8만 6,000명이 당뇨병 합병증으로 발가락이나 발, 다리를 절단하고 있다. 이 숫자는 지난 20년간 두 배나 늘어난 것이며, 지금도 계속 증가하고 있다. 휘태커 박사는 "서양의학자들이 무시하는 자연요법을 잘 활용한다면 대부분의 환자가 발가락이나 다리를 절단하는 일 없이 걸을 수 있다"고 말한다. 그가 2008년 7월에 〈헬스&힐링〉에 당뇨병 합병증에 관한 임상 사례를 발표했는데, 당뇨병 환자라면 눈여겨봐야 한다. 그는 당뇨병의 호전을 위해 설탕 요법이라는 매우 흥미로운 방법을 사용했다. 일명 '중금속 배출 요법인 EDTA 킬레이션 병행 치료법'이다.

환자 J는 당뇨병 합병증으로 다리에 괴사가 진행되고 있었으며 항생제도 듣지 않는 상황이었다. J는 병원 침대에 누워서 다리 절단 수술을 기다리다가 수술 5시간 전에 어떤 사람으로부터 휘태커 박사의 이야기를 듣고는 즉시 휘태커 박사의 치료소를 찾아갔다. 휘태커 박사는 당뇨병을 치료할 때처럼 J에게 치료 효과가 있는 식이요법과 영양소를 공급했으며, 설탕 요법으로 다리 궤양을 치료하기 시작했다. 사실 우리에게 설탕은 건강에 매우 좋지 않은 식품으로 알려져 있지만 어떤 환자들에게는 항생제보다 더 강력한 치료 효과를 발휘한다. 설탕이 박테리아가 살지 못하는 환경을 만들 수 있기 때문이다. 환자 J는 자신의 치료 과정에 대해서 이렇게 이야기했다.

"처음에 제 다리는 검은빛이었습니다. 그다음엔 분홍빛으로 변하더니 수일 후 궤양이 낫고 괴저도 없어졌습니다. 저는 행복한 마음으로 교사직과 소프트볼 코치로 복귀했습니다. 다리를 절단해야 된다고 진단한 의사에게 편지라도 보내고 싶어요. 아직도 제 다리가 건재하다는 걸 알리기 위해서요."

자연치유 전문가 시나트라 박사는 당뇨병 환자 벨로미를 처음 봤을 때 심각한 증상을 보고 깜짝 놀랐다고 한다. 벨로미는 손을 바늘로 찔러도 감각이 없었으며, 무릎부터 발바닥까지 감각이 거의 없었다. 신경전문의는 그녀에게 "치료 방법이 없으며 다시 나아지지 않을 것"이라고 말했다고 한다. 하지만 시나트라 박사는 치료에 대한 희망을 잃지 않고 그녀에게 알파-리포산(alpha-lipoic acid)을 섭취하도록 했다.

그간 시나트라 박사는 독자적인 연구를 통해 이 영양소가 당뇨병에 효과가 있다는 사실을 알고 있었다. 알파-리포산은 미토콘드리아 호흡효소를 돕는 중간 길이의 지방산으로 인체에서 소량만 생산된다. 식욕 억제를 통한 비만에만 효능이 있다고 알려져 있었지만, 시나트라 박사는 이 성분이 당뇨병에 충분히 효능이 있을 것이라고 확신했다. 이 성분을 추천받은 벨로미는 당장 섭취하기 시작했고,

수주 후 다시 신경전문의를 찾아갔다. 그러자 전문의는 깜짝 놀라면서 "손상된 신경이 다시 회복되는 경우는 처음 보았다"고 말하면서 다른 환자들에게도 동일한 처방을 했다.

당뇨병 환자의 약 20%가 발 질환으로 입원하는 만큼 당뇨병 환자라면 발에 신경을 써야 한다. 발은 심장에서 가장 멀리 있고 찬 부위라 혈액순환에 문제가 생기기 쉽기 때문이다. 심장은 우리 몸 높은 곳에 위치해 있어 혈액이 발까지 내려오는 것은 쉽지만, 당뇨병 환자들의 경우 발까지 내려온 혈액이 다시 심장까지 되돌아가기가 쉽지 않다.

한의학에서는 이를 '당뇨발'이라고 한다. 당뇨약을 오래 복용하면 말초 혈관이 막혀 당뇨발이 생기는 경우가 의외로 많다. 당뇨발을 치료하다 보면 수술로 다리를 잘라야 하는 경우도 있지만, 다리를 자르지 않고 당뇨식, 맑아지는 피엔발효주스, 침, 약침, 봉침, 뜸, 한약, 한약연고 등으로 통증이 완화되어 치료되는 경우가 의외로 많다. 하지만 당뇨발의 치료 시기를 놓치면 원기와 면역력이 떨어지고 체온은 낮아지고 혈액순환이 꽉 막힌다. 이런 상황이라면 한의학 치료를 하기에도 너무 늦어져 결국에는 발을 잘라내야만 한다. 당뇨발을 앓고 있는 환자들은 식습관이나 생활습관이 잘 관리되지 않는 경우가 대다수다. 따라서 무조건 수술하기보다는 초기에 당뇨발을 치료하는 한의사를 통해 치료하는 것이 좋다.

우리는 당뇨병에 대한 인식을 근본적으로 전환해야 할 시점에 와 있다. 무조건 의사의 말을 믿지 말라는 것은 아니지만, 이제까지의 수많은 연구 결과와 사례에서 서양의학의 치료 방법이 부작용을 낳는다는 사실이 증명되었기 때문이다. 이

것은 불신의 조장이 아닌, 더 나은 치료 방법으로 나아가는 데 도움을 주는 객관적인 사실이다.

의사들의 거짓말,
그리고 진실

미국의 '당뇨 정보 네트워크'에는 양심적인 서양의학자들이 참여해 당뇨병에 대한 일반적인 거짓말을 게재해놓았다. 아래 표에서 왼쪽의 내용은 서양의학 의사들이 하는 거짓말이고 오른쪽은 진실이다.

의사들이 하는 거짓말	진실
당뇨병은 원인을 모른다.	당뇨약과 단순탄수화물 중심의 식사가 주요 원인이다.
당뇨병은 유전이라 치료가 불가능하다.	유전적인 소인도 있지만, 생활습관을 개선하고 자연치유를 하면 치료할 수 있다.
당뇨병은 환자가 불러온 질병이다.	당뇨병은 체질, 유전, 환경의 영향이 크며, 건강한 사람도 스스로 몸을 지키기 위해 혈당을 올리는 경우가 많다.
당뇨병은 치료 방법이 없다.	당뇨약을 중단하고 식사를 조절하고 운동을 하면서 자연치유를 하면 얼마든지 나을 수 있다.
당뇨병은 약으로 관리해야 한다.	당뇨병을 약으로 관리하면 고혈압, 심장병, 신장병, 뇌졸중, 실명, 각종 암으로 이어져 평생 약에 의지하면서 살아야 한다. 차라리 아무 치료도 하지 않는 것이 나을 수 있다.

PART 3

당뇨병을
극복하는
건강한 생활습관

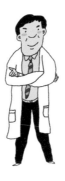

어떤 질병이든 극복하게 만드는 유일하면서도
가장 좋은 방법은 '건강한 생활습관'을 가지는 것이다.
먹는 것, 자는 것, 움직이는 것, 마음으로 느끼는 것이
모두 건강해지면 우리 몸은 아프고 싶어도 아플 수가 없으며
당뇨병을 비롯한 모든 질병에서도 자유로워진다.
물론 당뇨병 환자들이 특별히 조심해야 할 것은 있다.
혈당이 높다는 특징 때문에
조금 더 도움이 되거나, 운동할 때 피해야 할 것들 말이다.
이런 사항들을 염두에 두고 당뇨병 극복에 도움이 되는
일상의 습관들을 살펴보자. 그리고
당뇨병과 관련한 궁금증을 해소할 수 있는 Q&A를 읽고
소소한 의문점들을 해결해
두려움 없이 당뇨병을 이겨내자.

01

복합탄수화물과
섬유질의 섭취를 늘린다

비록 당뇨병이 합병증을 일으키는 무서운 질병이라고는 하지만 '정복되지 않는 질병'이라고는 볼 수 없다. 나의 임상 경험에 따르면, 당뇨병은 식이요법과 꾸준한 운동, 스트레스 관리를 실천하고 경우에 따라 추가로 한의학 치료를 한다면 거의 대부분 나을 수 있다. 그중에서도 식이요법은 제일 먼저 실천해야 할 습관이다.

고탄수화물 섬유질 식사로 혈당을 낮춘다

당뇨병은 '문명화'와 함께 생겨난 질병이다. 문명화로 육식이 보편화되면서 섬유질이 결핍되고, 정제설탕의 과다 섭취가 식습관으로 자리잡으면서 혈관 건강에 비상이 걸린 것이다. 두 가지 문제점을 동시에 예방할 수 있는 방법은 고탄수화물 섬유질(HCF) 식사뿐이다.

이러한 식이요법을 알리기 시작한 사람은 미국 켄터키주에서 활동하고 있는 의사 제임스 앤더슨(James Anderson)이다. 당뇨병 환자들이 당뇨약에 의존하다가 건강이 점점 나빠지는 현상을 발견한 그는 새로운 방법을 찾고자 노력했다. 그러다 인슐린으로 혈당을 조절하는 제1형 당뇨병 환자 25명과 제2형 당뇨병 환자 25명에게 HCF 식단을 실시했다. 당시로서는 꽤 선진적인 치료 방법이었다. 그 결과, 3주 만에 1형 당뇨병 환자들은 그동안 투여하던 인슐린 용량을 평균 40%나 줄일 수 있었다. 또 2형 당뇨병 환자 중 24명은 3주 만에 인슐린 투여를 완전히 중단했다.

그가 보급한 HCF 식단은 70~75%의 복합탄수화물(채소, 과일, 콩류, 통곡물), 15~20%의 단백질, 5~10%의 지방으로 이루어져 있다. 더 놀라운 사실은 이러한 식사법을 꾸준히 실천하면서 '당뇨병에서 완전히 해방'됐다는 점이다. 영양학자인 프리티킨도 이러한 식사를 통해서 한 달이 채 안 되는 26일 만에 34명의 당뇨병 환자를 인슐린 투여로부터 해방시켰다.

그런데 고탄수화물이라는 말에 고개를 갸웃하는 사람들이 많을 것 같다. 당뇨병 환자들에게 탄수화물은 혈당을 올리는 주범이 아니던가. 하지만 여기에서 말하는 고탄수화물은 밥과 같은 음식을 의미하지 않는다. 탄수화물에는 단순탄수화물과 복합탄수화물이 있다. 단순탄수화물은 단맛만 있는 탄수화물로 초콜릿, 사탕이 대표적이다. 하지만 복합탄수화물은 다량의 섬유질이 함유되어 있는 탄수화물 식품을 말한다.

섬유질이 혈당 조절에 효과가 있는 이유는 '수용성(water-soluble)'이기 때문이다. 섬유질은 탄수화물의 소화와 흡수를 느리게 해 혈당이 빠르게 상승하지 못하도록 도움을 준다. 즉 인슐린에 대한 조직의 민감성을 높여서 인슐린이 과도하게 분비되지 못하도록 막는다. 또한 간과 다른 기관의 포도당 이용성을 개선하기 때문에 혈당이 지속적으로 상승하지 못하도록 막아주는 역할도 한다.

이는 연구에 의해서도 검증됐다. 2019년 1월 캐나다 토론토대학교 연구팀은 당뇨병 환자 1,394명을 대상으로 실시한 28종의 임상 실험 결과를 재분석했다. 그 결과 '체내에서 두꺼운 겔을 만드는 수용성 섬유질을 함유한 보충제를 섭취하면 혈당을 낮추는 데 적지 않은 도움이 된다'는 결론을 이끌어냈다. 매일 약 13g의 섬유질을 3주에서 1년 동안 섭취한 환자들은 그렇지 않은 환자들보다 혈당 조절이 더 잘되었으며, 당화혈색소와 공복 혈당도 낮아진 것으로 나타났다.

당부하지수(GI 지수)가 높은 음식은 피한다

당뇨병 환자에게 제일 좋은 음식은 섬유질이 풍부한 식물성 식품이며, 섭취량은 총열량의 20% 내외가 적당하다. 복합탄수화물의 함량이 높은 식품은 혈당 조절에 도움을 주므로 이 식품들과 식물성 섬유질 보충제를 함께 먹으면 더욱 좋은 효과를 발휘한다. 예를 들어 구아검 5g과 펙틴 10g 정도면 혈당 조절이 매우 잘된다. 특히 이 보충제를 복합탄수화물이 40% 정도 함유된 음식과 함께 먹으면 그 효과가 극대화되는 것으로 알려져 있다.

그러면 3대 필수 영양소인 탄수화물, 지방, 단백질은 어떤 식품으로 섭취해야 할까? 탄수화물의 경우 복합탄수화물 식품인 채소, 과일, 통곡물, 콩류로 섭취하는 것이 좋다. 지방은 견과류, 생선 기름, 들기름, 올리브유로 섭취하는 것이 적당하다. 단백질은 생선, 닭고기, 달걀, 콩류, 견과류, 기름기가 적은 살코기로 섭취하면 좋다.

그런데 당뇨병 환자의 식이요법과 관련해서 반드시 알아야 할 것이 있다. 바로 식품의 GI 지수다. 이는 당부하지수(glycemic index)를 의미하며, 단순포도당 50g을 섭취했을 때 혈당이 상승하는 속도를 100으로 정한 후 다른 탄수화물 식품 50g을 먹었을 때 어느 정도의 속도로 혈당이 상승하는지를 측정한 수치이다. GI 지수가 70이라고 하면 높은 편이고, 55~69 이하는 보통 수준이고, 55 이하면 낮은 수준이다.

앞에서도 살펴봤듯이 당뇨병은 인슐린 분비 시스템이 제대로 작동하지 않아서 생기는 질병이다. 따라서 혈당 상승의 속도가 느리면 인슐린은 시간을 가지고 천천히 포도당을 세포 안으로 들어가게 하지만, 혈당 상승의 속도가 지나치게 빠르면 시간적인 여유가 없어서 포도당을 충분히 세포 안으로 들어가게 하지 못한다. 이렇게 해서 남는 포도당은 혈액으로 유입되고 당뇨병을 더 악화시킨다. GI 지수가 높은 식품은 주로 가공 식품과 반조리 식품들이다. 그런 식품들은 트랜스지방, 정제탄수화물, 정제소금의 함량도 높다.

주요 식품의 GI 지수

주식류		과일류	
식빵	91	수박	72
떡	85	파인애플	66
우동	85	키위	58
백미	84	바나나	55
콘프레이크	81	오렌지	48
찹쌀	80	포도	46
라면	73	감	37
옥수수	70	복숭아	43
파스타	65	사과	36
호밀빵	64	귤	33
현미	56	배	32
통밀빵 · 보리	50	딸기	29
채소류		**콩 및 콩 식품**	
감자	85	두부	42
고구마	55	된장	34
호박	53	청국장	33
마늘	49	땅콩	28
토마토 · 양파	30	콩	20
무	26	**기타**	
양배추	26	정제설탕	109
브로콜리	25	초콜릿	91
오이 · 배추	23	팝콘	72
콩나물	22	도넛	86
시금치	15	케이크	82
버섯	29	쿠키	77
생선류		아이스크림 · 콜라	63
굴	45	치즈	31
고등어 · 오징어 · 참치	40	우유 · 요구르트	25

• GI 지수가 높은 식품: 70 이상   • GI 지수가 보통인 식품: 55~69 이하   • GI 지수가 낮은 식품: 55 이하

탄수화물 관련
용어 해설

　당뇨병은 탄수화물과 관련이 많은 만큼 관련 용어를 알아둘 필요가 있다. 일반적으로 '탄수화물'이라는 말이 쓰이지만, 이와 비슷하게 '당질', '당류', '당분', '당'이라는 말도 함께 쓰인다. 용어에 대한 혼란을 없애기 위해 다음의 도식부터 기억하자.

> **탄수화물 = 당(단당류＋이당류)＋전분(다당류)＋섬유질**

　탄수화물에는 단당류, 이당류, 다당류가 있다. 이 중에서 단당류와 이당류를 '당'이라 하고, 다당류를 '전분'이라고 말한다. 전분은 흔히 우리가 알고 있는 녹말이다. 따라서 '당'이라고 표현하면 탄수화물 중에서도 전분과 섬유질을 제외한 단당류와 이당류를 의미한다. 그렇다면 '당질'이라는 것은 무엇일까? 바로 위의 도식에서 섬유질을 제외한 성분, 즉 당과 전분을 통칭하는 말이다. '당분'이라는 말 역시 당과 전분을 동시에 지칭하는 말이기 때문에 '당분=당질'이라고 할 수 있다. 그렇다면 '당류'라는 말은 무엇일까? 마찬가지로 당류는 '단당류＋이당류＋다당류'를 함께 지칭하는 말이다. 그런 점에서 당류라는 말 역시 탄수화물 중에서 섬유질을 제외한 나머지 부분을 말한다. 결과적으로 '당분, 당질, 당류'는 동일한 말이다.

　최종적으로 아래의 도식을 기억하면 용어에 대한 혼란을 없앨 수 있다.

> **탄수화물 = 당(단당류＋이당류)＋전분(다당류) ＋섬유질**
> **당질 = 당분 = 당류**

02

식사량은 줄이고
영양소 섭취는 늘린다

'당뇨병은 잘 먹어서 생긴 병'이라는 말이 있어서인지 당뇨병 환자들은 식사량을 줄이는 것을 당연하게 받아들인다. 물론 식사량은 줄여야 한다. 하지만 필요한 영양소까지 줄여서는 안 된다. 많은 연구에서 당뇨병 환자들에게 영양소를 꾸준히 보충한 결과 혈당이 개선되고 합병증 예방에도 효과가 있었다.

그렇다면 혈당 조절에 효과적인 영양소는 어떻게 섭취해야 할까? 영양소 섭취의 기본은 식사다. 식사로 채우지 못한 영양소는 보충제로 섭취하면 된다. 하지만 영양 보충제에 지나치게 의존해서는 안 된다. 자신의 식습관을 잘 분석해서 부족하다 싶은 영양소가 있으면 그 성분을 보충제로 섭취한다. 또 일부 영양소의 경우는 필요량 이상을 섭취하면 오히려 당뇨병이 악화될 수 있으니 반드시 용량을 지켜서 먹어야 한다.

당뇨병의 원인을 개선하고 혈당 안정에 도움을 주는 영양소는 다음과 같다.

모든 장기와 혈관 내피세포의 구성 성분 ➡ 규소

규소는 우주에 존재하는 원소의 하나로 원소 기호는 Si(Silicon)이고, 원자 번호는 14번이다. 지구에서 산소에 이어 두 번째로 많은 원소이고, 자연계에서는 흙이나 바위 등에 포함된 광물의 일종이다. 즉 규소는 땅속에 가장 많이 있는 성분이니 땅에서 자란 채소에 규소가 함유돼 있는 것은 당연한 일이다. 식물성 섬유질의 주성분이며, 특히 밭에서 자라는 뿌리채소에 풍부하다.

규소는 인체를 만드는 중요한 미네랄로 머리카락, 손톱, 뼈, 근육, 뇌, 신장, 간, 피부 등 전신의 거의 모든 장기와 조직에 포함돼 있다. 또한 혈관 내피세포의 구성 성분이기 때문에 손상된 혈관을 빠르게 복구해 혈관을 튼튼하고 유연하게 유지시켜준다. 지질, 콜레스테롤 등의 활성산소에 의해 혈관이 산화되는 것을 방지하고, 체온으로는 녹지 않는 혈관 내 플라크와 혈전을 녹여 동맥경화를 예방한다. 또한 혈당과 혈압을 낮출 뿐만 아니라 세포 속 에너지 발전소인 미토콘드리아의 기능을 강화시켜준다.

규소는 당뇨병 치료에도 효과를 보였다. 당화혈색소가 8.2%인 70세 당뇨병 환자가 수용성 규소를 매일 아침과 저녁에 마셨더니 당화혈색소가 6.0%로 내려가는 등 당뇨약으로 관리되지 않던 당화혈색소가 수용성 규소를 먹은 뒤에 정상 범위로 내려간 사례가 종종 보고되고 있다. 이는 혈전이 없어지고 혈관이 개선되고 인체 기능이 호전되면서 좋아진 것으로 해석된다. 수용성 규소의 1일 권장량은 10mℓ이다.

■ 규소가 풍부한 식품

천년초·연근·무·당근·우엉 등의 뿌리채소, 다시마·미역 등의 해초류, 현미·보리 등의 곡물류에 많이 들어 있다. 이 중 천년초, 연근, 현미에 규소가 가장 풍부하게 들어 있다.

생로병사에 관여하는 중요 물질 ➡ 핵산

핵산은 모든 생물의 세포 속에 있는 유전자의 본체로 세포의 분열과 성장, 체내 에너지의 생산과 조절, 유전 기능 등 생명체의 탄생부터 소멸에 이르는 모든 과정에 관여하고 질병과 노화를 결정하는 매우 중요한 물질이다. 나무에 비유하면 핵산은 뿌리에 해당된다. 뿌리가 깊은 나무는 세찬 비바람에도 흔들림이 없고 줄기와 가지가 튼튼하며 싱싱한 잎, 예쁜 꽃, 건강한 열매를 맺는다.

핵산의 성분 중 아데노신은 신진대사를 촉진하고 면역력을 상승시키고, 말초혈관을 확장해 당뇨병, 고혈압, 동맥경화, 냉증을 개선한다. 항산화 작용으로 노화 방지, 암의 예방, 뇌세포와 신경세포의 회복, 치매 예방, 기억력 향상에도 도움을 준다. 하루 권장 섭취량은 1~1.5g이며, 비만하다면 2~3g을 섭취한다. 당뇨병 환자라고 해서 특별히 양을 줄이거나 더 많이 섭취할 필요는 없다.

■ 핵산이 풍부한 식품

해산물에 많이 들어 있다. 톳을 비롯한 해초류, 소라를 비롯한 조개류, 정어리를 비롯한 생선류 순으로 많이 들어 있다. 장수 지역으로 꼽히는 대부분의 지역이 해산물이 풍부한 섬이나 바닷가인 이유와 관련이 있다. 그다음으로 많이 들어 있는 식품은 '밭의 고기'라고 불리는 콩류이다. 그중 흰 강낭콩, 완두콩에 핵산이 가장 많다. 녹황색 채소나 뿌리채소류에도 핵산이 많이 들어 있는데 시금치, 부추, 순무, 양파, 우엉, 황기 등에 많이 들어 있다. 버섯류에는 마른 표고버섯, 송이버섯, 느타리버섯에 많이 들어 있다. 호두, 살구, 자두, 매실, 석류, 복분자 등 견과류와 과일류에도 풍부하게 들어 있다.

혈당 대사를 원활하게 하는 미네랄 ➡ 크롬

크롬은 혈당 대사에서 매우 중요한 미네랄이다. 적절한 양의 크롬을 당뇨병 환자가 섭취하면 공복 혈당 및 공복 인슐린 수치가 내려가고 당부하가 개선되는 것으로 나타났다. 또 총콜레스테롤과 중성지방 수치는 내려가는 반면, 좋은 콜레스테롤(HDL 콜레스테롤) 수치는 올라간다.

크롬은 특히 2형 당뇨병 환자에게 매우 유용하다. 한 연구에서 당뇨병 환자를 세 그룹으로 나누어 각각 다른 양의 크롬을 섭취하게 한 결과 크롬을 충분히 섭취한 그룹의 경우 당화혈색소, 공복 혈당, 식후 2시간 혈당, 공복 및 식후 인슐린 수치, 총 혈청 콜레스레롤 수치가 현저하게 개선되는 효과가 나타났다. 또 체중이 감소하고 체질량지수(BMI)도 좋아졌다.

미국인들을 대상으로 조사한 결과 당뇨병, 저혈당증, 비만 등이 모두 크롬 결핍에서 생겨나는 것으로 알려지고 있다. 혈당 조절을 위한 크롬의 1일 권장 섭취량은 최소 200mg이다. 그러나 정제당이나 밀가루를 많이 섭취하거나 운동이 부족하면 동일한 양을 섭취해도 크롬 결핍이 발생할 수 있다.

■ 크롬이 풍부한 식품

통곡류, 브로콜리, 오렌지, 포도, 육류 등에 많이 들어 있다. 만약 음식만으로 크롬 섭취가 부족할 경우에는 크롬 폴리니코티네이트, 크롬 피콜리네이트, 크롬이 풍부한 효모로 보충할 수 있다.

당뇨병 환자가 충분히 섭취해도 부족한 영양소 ➡ 비타민C

비타민C는 인체의 중요 단백질인 콜라겐을 생성하며, 면역 기능을 강화하고, 특정 신경전달물질과 호르몬을 생성해서 인체가 균형을 유지하도록 도와주고, 기타 영양소들이 체내에서 잘 흡수되도록 돕는 작용을 한다. 콜라겐은 결합 조직으로서 상처의 회복, 건강한 잇몸의 유지, 타박상 완화에도 좋은 효과를 발휘한다. 부족할 경우에는 잇몸 출혈, 상처 치유력의 약화, 광범위한 타박상이 발생할 수 있으며, 정신적으로 히스테리가 생기거나 우울증이 올 수도 있다.

당뇨병 환자의 경우 비타민C가 세포로 유입되려면 인슐린이 반드시 필요 하다. 그런 점에서 인슐린이 부족한 환자는 세포 안으로 비타민C가 충분히 유입되지 않을 가능성이 매우 높다. 따라서 당뇨병 환자는 음식을 통해 비타민C를 섭취할 땐 플라보노이드와 카로틴이 풍부한 음식을 같이 먹는 것이 좋다. 이러한 성분들은 그 자체로도 매우 유익하지만 비타민C의 체내 흡수율을 높여주는 고마운 영양소이다.

당뇨병 환자에게 비타민C가 결핍되면 면역력이 저하되고 혈관 질환이 생겨서 증상이 더욱 악화된다. 또 콜레스테롤 수치가 상승한다. 일반인과 마찬가지로 당뇨병 환자의 하루 권장 섭취량은 100mg이며 최대 섭취량은 600mg이다. 다만 많이 복용할수록 효과가 좋다는 연구 결과도 있다. 호주에 있는 디킨대학교의 연구보고서에 따르면, 비타민C 500mg을 매일 2회 꾸준히 복용하면 2형 당뇨병 환자의 혈당 급증을 억제할 수 있다.

■ 비타민C가 풍부한 식품

브로콜리, 풋고추, 시금치, 감자, 양배추, 딸기, 키위, 감귤류 등에 많이 들어 있다.

당뇨병 초기에 매우 유익한 영양소 ➡ 나이아신(비타민B3), 나이아신아미드

나이아신(비타민B3)은 크롬과 마찬가지로 당뇨병 환자들에게 꼭 필요한 영양소다. 특히 나이아신을 함유한 효소는 지방, 콜레스테롤, 탄수화물 대사를 통해 체내 에너지를 증가시키고, 성호르몬과 부신호르몬 같은 중요한 물질의 생성에 큰 도움을 준다.

특히 나이아신아미드 형태의 비타민B₃ 보충제는 1형 당뇨병의 발생을 예방하는 역할을 한다. 당뇨병 초기에 나이아신아미드를 충분히 섭취할 경우 베타 세포를 회복시키거나 파괴를 최소화하는 데 유익한 역할을 한다.

이는 실험 결과에 의해서 증명되고 있다. 비교적 최근에 이뤄진 연구에서 발병 햇수가 5년 미만인 1형 당뇨병 환자들에 대한 연구 6건을 분석한 결과 3건에서 장기적으로 대사 조절 기능과 베타 세포 기능이 개선되는 긍정적인 효과가 나타났다. 또 일부 연구에서는 나이아신아미드 보충제로 당뇨병이 완치되었으며, 췌장의 기능이 좋아지고 항산화 효과가 높아졌으며 면역계가 더욱 활성화되었다. 나이아신은 콜레스테롤 수치를 낮추는 데도 도움이 된다. 다만 당뇨병 환자의 경우 나이아신을 섭취했을 때 피부 홍조, 위 자극, 위궤양, 간 기능 손상, 피로감 등의 부작용을 겪을 수도 있다.

당뇨병 환자의 1일 권장 섭취량은 일반 성인과 마찬가지로 몸무게 1kg당 25mg이다. 권장량을 초과해 복용하지 않도록 주의해야 한다.

■ 나이아신(비타민B₃), 나이아신아미드가 풍부한 식품

버섯류, 콩류, 견과류, 참치와 연어, 브로콜리, 소고기와 닭고기 등에 많이 들어 있다.

포도당 이용 효소의 활성화 촉진 ➡ 비오틴

비오틴은 체내에서 탄수화물, 지방, 아미노산의 생성과 에너지 전환에 매우 중

요한 역할을 한다. 장 세균에 의해서 생성되며, 채식을 하면 장 세균에 변화를 일으키고 비오틴의 생성과 흡수를 촉진한다. 비오틴 보충제는 인슐린민감성을 높여 혈당 조절에 도움을 주고, 간에서 처음으로 포도당을 이용하는 효소인 글루코키나제(glucokinase)의 활성을 촉진한다. 하루 권장 섭취량은 35mcg(마이크로그램)이다.

■ 비오틴이 풍부한 식품

호두, 땅콩, 달걀, 정어리, 귀리, 버섯류에 등에 많이 들어 있다.

임신성 당뇨에 매우 안전한 영양소 ➡ 피리독신(비타민B6)

피리독신(비타민B6)은 단백질의 당화를 억제하기 때문에 당뇨병은 물론 합병증 예방에도 도움을 준다. 신경병증, 즉 신경성 설사나 신경성 식욕 부진이 있는 당뇨병 환자의 경우 피리독신이 부족할 확률이 높은데, 이런 환자에게는 보충제가 상당히 도움이 된다. 따라서 장기간 당뇨병을 앓고 있는 환자, 말초신경에 이상 증상이 있는 환자는 반드시 피리독신을 보충해야 한다.

연구자들은 피리독신의 결핍으로 인한 신경병증과 당뇨병성 신경병증이 구분되지 않는다는 사실을 흥미롭게 여긴다. 이는 곧 일반인도 피리독신이 부족해지면 순간적으로 당뇨병성 신경병증을 겪을 수 있음을 의미한다. 권장 섭취량은 일반인과 동일하게 하루 1.3~1.5mg이다. 필요량 이상으로 먹으면 오히려 해롭다는 연구 결과가 있으니 권장량을 지켜 섭취해야 한다.

■ 피리독신(비타민B$_6$)이 풍부한 식품

완두콩, 두부, 현미, 시금치, 아보카도, 바나나, 소고기 간, 구운 닭 가슴살 등에 많다.

고혈당증 및 당뇨병성 신경병증에 효과 ➡ 시아노코발라민(비타민B$_{12}$)

인체에 시아노코발라민(비타민B12)이 결핍되면 발에 마비가 오고 바늘로 찌르는 듯한 욱신거림이 나타난다. 이는 당뇨병성 신경병증의 전형적인 징후다. 이런 증상의 개선에는 시아노코발라민이 어느 정도 효과를 보인다. 다만 이러한 효과는 시아노코발라민의 결핍이 보완돼서인지, 당뇨병에서 일반적으로 나타나는 대사 혼란이 정상화된 결과인지는 확실하지 않다. 하루 권장 섭취량은 일반인과 동일하게 2.4mcg이다.

■ 시아노코발라민(비타민B$_{12}$)이 풍부한 식품

소고기, 우유, 요구르트, 치즈, 고등어, 청어, 정어리, 가다랑이, 꽁치, 굴, 모시조개, 홍합, 바지락, 가리비 등에 많이 들어 있다.

당뇨병 예방에 매우 효과적 ➡ 비타민E

비타민E는 강력한 항산화제로, 당뇨병 환자에게는 필수 영양소이다. 하루에 100~2,000IU의 비타민E를 섭취하는 고용량 비타민E 용법은 다양한 임상 연구를 통해 인슐린 작용을 돕고, 장기간으로 합병증 예방에도 효과를 보인다고 증명되고 있다.

한 연구에서는 10명의 건강한 사람들과 15명의 인슐린 비의존성 당뇨병 환자들을 대상으로 포도당 대사와 인슐린 작용에 미치는 비타민E의 효과를 조사했다. 이들에게 약 4개월간 하루에 540mg 이상의 비타민E를 복용하게 하고, 복용 전과 후에 경구 당부하 검사를 했다. 그 결과 건강한 사람에서는 비타민E가 당부하와 인슐린민감성을 증대시켰으며, 당뇨병 환자에서는 포도당 대사와 인슐린 작용을 개선하는 효과가 훨씬 뚜렷하게 나타났다. 이는 당뇨병 환자의 산화 스트레스를 줄임으로써 포도당의 운송과 관련된 작용을 개선하기 때문이다.

비타민E는 당뇨병의 예방에도 매우 중요한 역할을 한다. 당뇨병 이력이 없는 42~60세의 남성 944명을 추적 조사했더니 4년 뒤에 45명의 남성에게서 당뇨병이 발병했다. 이 과정에서 비타민E의 혈중 농도가 낮을수록 당뇨병 발병 위험이 3.9배나 높은 것으로 나타났다. 다만 고용량 비타민E 요법은 반드시 의사와 상담한 뒤에 실시해야 하며, 그렇지 않은 경우는 일반인과 마찬가지로 10~12mg 정도를 섭취하면 된다.

■ 비타민E가 풍부한 식품

올리브유, 해바라기씨, 고구마, 아몬드, 아보카도, 달걀, 연어 등에 많이 들어 있다.

혈당을 조절하는 미네랄 ➡ 마그네슘

당뇨병 환자에게는 마그네슘이 무엇보다 중요한 미네랄이다. 미네랄은 우리 몸의 모든 생화학 작용을 촉진하는 필수 영양소이다. 그중에서도 견과류, 녹색 채소 등에 많이 들어 있는 마그네슘은 당뇨병의 위험을 현저하게 낮춘다는 연구 보고가 있다.

스웨덴의 카롤린스카 연구소의 연구진들은 100mg의 마그네슘을 섭취할 때마다 당뇨병의 위험이 15%씩 줄어드는 것을 발견했으며, 63명의 2형 당뇨병 환자들을 상대로 한 실험에서 혈중 마그네슘 농도가 낮은 환자에게 마그네슘을 섭취하게 한 결과 혈당 조절과 인슐린저항성이 개선된 것이 증명됐다.

간호사들이 실시한 건강 연구 프로젝트가 있다. 연구는 당뇨병, 심장병, 암이 전혀 없는 12만 7,932명의 남녀를 대상으로 했으며, 그중 여성 참가자는 약 8만 5,000명에 달했고, 남성 참가자는 4만 3,000명이었다. 이 연구는 여성 참가자들은 18년 동안, 남성 참가자들은 12년간의 추적 조사로 진행되었다. 그 결과 혈중 마그네슘 농도가 상위 20%인 여성은 하위 20%인 여성보다 당뇨병에 걸린 확률이 34%나 적었다. 남성의 경우도 33%나 적게 나타났다.

마그네슘과 당뇨병의 관련성이 이렇게 높은 이유는 무엇일까? 전문가들은 마그네슘이 인슐린저항성을 낮춤으로써 혈당을 낮춘다는 사실에 주목하고 있다. 마그네슘의 혈중 농도가 낮으면 탄수화물의 대사를 돕는 타로신 인산효소의 활동 역시 줄어들어 폐경기 여성의 경우 복부지방이 늘어나고, 이로 인해 인슐린 저항성이 높아진다. 마그네슘을 복용하면 중성지방도 동시에 낮아지는데, 그 이유는 지방질의 대사에 관여하는 효소인 저단백 리파아제의 작용이 마그네슘이 낮을수록 둔화되기 때문이다. 따라서 중성지방의 양이 많은 경우 마그네슘을 섭취하면 저단백 리파아제를 활성화하고 중성지방의 양을 줄일 수 있다.

마그네슘은 주로 혈액이 아닌 세포 안에 존재한다. 혈중 마그네슘의 농도가 낮다는 것은 세포 안의 마그네슘 농도가 낮다는 것을 의미한다. 당뇨병 환자는 마그네슘 수치가 낮은 편이며, 망막증이나 신경 장애와 같은 당뇨병 합병증이 있으면 그 수치는 대단히 낮아진다. 임상 연구에 의하면 마그네슘 보충제가 인슐린의 반응과 작용, 혈당 조절, 적혈구의 유동성을 개선해 적혈구가 산소를 보다 잘 전달하도록 작용하는 것으로 보인다.

당뇨병 환자들은 일반인과 마찬가지로 마그네슘을 하루에 310~420mg씩 꾸준히 섭취할 필요가 있다. 다만 소변으로 마그네슘이 배출될 가능성이 높기 때문에 하루에 100mg을 더 섭취하면 좋다는 연구 결과가 있다.

■ 마그네슘이 풍부한 식품

시금치, 다크 초콜릿, 아몬드, 바나나, 아보카도, 현미, 호박씨 등에 많이 들어 있다.

인슐린 투여로 부족해진 만큼 채워야 하는 영양소 ➡ 칼륨

당뇨병 환자는 칼륨이 풍부한 식단을 늘 유지해야 한다. 그 이유는 칼륨이 인슐린민감성 및 인슐린 분비를 개선하기 때문이다. 또 당뇨병 치료를 위해 인슐린을 투여하면 체내 칼륨이 손실되는데, 이때 칼륨을 충분히 섭취해주면 심장 질환, 동맥경화, 암에 대한 위험성을 줄일 수 있다. 다만 칼륨을 보충제로 섭취하면 칼륨에 포함된 칼륨염이 오심과 구토, 설사를 일으킬 수 있고 위궤양을 발생시킬 수도 있는데, 천연 식품으로 섭취한다면 이러한 부작용은 겪지 않을 수 있다.

신장 질환을 가지고 있는 당뇨병 환자라면 칼륨을 보충제로 섭취하기 전에 의사와 협의해야 한다. 일반인은 칼륨의 섭취량이 과도해도 스스로 조절할 수 있지만, 신장 질환을 가지고 있는 당뇨병 환자는 정상적으로 칼륨을 조절할 수 없기 때문에 심장에 장애를 일으킬 수 있으며, 일부에서는 칼륨 독성이 생기기도 한다. 따라서 만약의 상황에 대비하기 위해 칼륨 보충제를 복용하기 전에는 신장 기능 검사를 받아야 한다.

섭취량은 칼륨은 하루 3,500mg이 적당하다. 만약 음식으로 칼륨을 충분히 섭취하지 못하면 보충제를 통해서라도 부족한 양을 채워야 한다. 당뇨병 환자의 경우 권장량에서 너무 높거나 낮으면 문제가 될 수 있다.

■ 칼륨이 풍부한 식품

바나나, 땅콩, 강낭콩, 고구마, 적상추, 각종 해산물, 토마토, 당근 등에 많이 들어 있다.

췌장에 결정적인 영향을 미치는 영양소 ➡ 망간

망간은 혈당 조절과 에너지 대사에 관여하며, 갑상선호르몬의 기능과도 관련 있는 효소계 보조 인자이다. 결핍되면 췌장에 이상이 생기고 당뇨병으로 연결된다. 동물의 경우 망간이 부족하면 췌장이 없는 새끼가 태어나기도 한다. 망간의 하루 섭취량은 건강한 사람과 당뇨병 환자 모두 3.5~4.0mg이며 최대 11mg을 초과해서는 안 된다.

■ 망간이 풍부한 식품

호두, 아몬드, 땅콩, 녹두, 콩, 생간, 연근, 부추 등에 많이 들어 있다.

1형 당뇨병, 2형 당뇨병 모두에 도움되는 영양소 ➡ 아연

아연은 인슐린 대사에서 인슐린의 합성, 분비, 이용에 상당한 역할을 한다. 또 베타 세포의 파괴를 예방하는 효과도 있다. 아연은 음식으로만 온전히 보충하기가 쉽지 않기 때문에 보충제를 먹는 것도 하나의 방법이다.

아연 보충제는 1형 당뇨병과 2형 당뇨병 환자들의 인슐린 수치를 모두 개선하는 것으로 나타났다. 또 당뇨병 환자들은 상처 치유력이 떨어져서 한번 상처가 나면 오래 가는데, 아연은 상처 치유력 향상에도 적지 않은 도움을 준다. 당뇨병 환자의 경우 많은 양의 아연이 소변에 포함되어 배출될 뿐만 아니라 아연을 섭취하더라도 체내 흡수율이 낮기 때문에 건강한 사람들보다 많은 양을 섭취해야 한다. 건강한 사람은 하루에 최소 8~11mg을 섭취해야 하며, 당뇨병 환자의 경우 하루에 50mg 이상을 섭취했을 때 혈당이 개선됐다는 연구 결과가 있다.

■ 아연이 풍부한 식품

통곡물, 콩류, 견과류, 씨앗 등에 많이 들어 있다.

인슐린 분비에 좋은 효과 ➡ 플라보노이드

플라보노이드는 인슐린 분비를 촉진하기 때문에 당뇨병 치료에 매우 좋다. 특히 세포 내의 비타민C 수치를 상승시키고, 모세혈관의 누수와 파열을 예방하는 것은 물론 가벼운 타박상을 예방한다. 또 면역력 향상에 도움이 된다. 하루 권장 섭취량은 16~17mg으로, 당뇨병 환자라고 해서 특별히 더 많거나 적게 섭취할 필요는 없다.

■ 플라보노이드가 풍부한 식품

딸기, 블루베리, 체리, 녹차, 오렌지, 포도, 레몬, 자몽 등에 많이 들어 있다.

당뇨병성 신경병증에 상당한 효과 ➡ 오메가-3 지방산과 오메가-6 지방산

오메가-3 지방산과 오메가-6 지방산은 당뇨병의 여러 측면을 개선하는 데 효과적이다. 오메가-3 지방산은 동맥경화를 예방하고 2형 당뇨병의 인슐린 분비도 촉진한다. 오메가-6 지방산인 감마-리놀렌산은 당뇨병성 신경병증을 예방하는 효과가 있다.

오메가-3 지방산은 사망률도 낮추는 신비의 물질이다. 수많은 연구 결과 콜레스테롤과 중성지방의 수치를 낮췄으며, 인슐린이 전혀 분비되지 않는 1형 당뇨병에도 도움이 되는 것으로 나타났다. 중국 광둥공과대학교 연구팀에 따르면, 오메가-3 지방산은 면역계가 베타 세포를 공격하지 못하도록 막고 베타 세포를 재생시키는 것은 물론 포도당의 대사를 개선해 1형 당뇨병의 발병률을 감소하는 것으로 나타났다. 하루 권장 섭취량은 500mg으로, 당뇨병 환자라고 해서 특별히 많거나 적게 섭취할 필요는 없다.

오메가-6 지방산 역시 당뇨병에 상당한 도움이 된다. 미국 터프츠대학 영양과학대학 연구팀이 총 4만여 명을 대상으로 하는 연구논문 10편을 종합적으로 분석한 결과 오메가-6 지방산의 주요 성분인 리놀레산의 혈중 수치가 높은 사람은 낮은 사람에 비해 당뇨병 발생률이 35%나 낮은 것으로 나타났다. 하루 권장 섭취량은 2,000mg으로, 당뇨병 환자라고 해서 특별히 더 많거나 적게 섭취할 필요는 없다. 과도하게 섭취하면 염증이 유발되고, 심혈관계 질환이 생길 수 있으며, 세포의 활성화를 막게 된다.

■ 오메가-3 지방산과 오메가-6 지방산이 풍부한 식품

• **오메가-3 지방산:** 고등어, 청어, 연어, 호두, 꽁치, 들기름, 아몬드에 많이 들어 있다.

• **오메가-6 지방산:** 콩류, 옥수수, 포도씨, 해바라기씨에 많이 들어 있다.

부족하면 지방 축적으로 인한 비만 유발 ➡ L-카르니틴

L-카르니틴은 동물의 대사 과정에서 지방산을 미토콘드리아로 옮기는 데 필요한 역할을 하는 효소다. 만약 결핍되거나 농도가 낮으면 지방산이 완전히 대사되지 못해 우리 몸의 지방 활용에 문제가 생겨서 에너지 대사를 방해하고, 지방이 축적됨에 따라 비만이 유발된다. L-카르니틴은 포도당의 이용률을 향상시킴으로써 혈당을 현저하게 개선하는 것으로 알려져 있다. 당뇨병 환자의 하루 권장 섭취량은 일반인과 마찬가지로 500mg이다.

■ L-카르니틴이 풍부한 식품

돼지고기, 양고기, 소고기 등 붉은색 살코기에 많이 들어 있다.

전문가가 권하는
천연 당뇨약

전 세계의 자연치유 전문가들은 자신만의 천연 약이나 곡물 등으로 환자의 상태를 개선한다. 자연치유의 대가로 불리는 줄리안 휘태커 박사가 찾은 천연 당뇨약은 다음과 같다.

- **계피:** 혈당과 중성지방을 낮춘다. 하루 1g을 섭취하면 정상 혈당을 유지할 수 있다는 보고가 있다. 계피에는 MHCP라는 성분이 있는데, 이것이 강력한 항산화제로 작용하며 인슐린에 대한 민감성을 높인다.
- **녹차:** 녹차는 폴리페놀이라는 항산화제를 가장 많이 함유한 식품이다. 하루 복용량 400mg에는 100mg의 녹차 추출 폴리페놀이 함유되어 있다.

심장병의 비외과적 치료법의 대가인 스테판 시나트라 박사가 설계한 천연 당뇨약은 다음과 같다.

- **여주(비터멜론):** 연초록색의 기다란 박과 식물로 맛이 매우 쓰다. 썰어서 기름에 볶아 먹는다.
- **사과식초:** 식전에 1숟가락씩 먹는다. 탄수화물 소화효소의 작용을 억제한다.
- **계피가루:** 샐러드나 음식에 넣어 먹거나, 물에 넣고 중간 불로 끓여서 가라앉은 부분은 버리고 윗물만 병에 담아 냉장고에 보관해두고 수시로 먹는다.

03

약효가 있는
식품을 골라 먹는다

의학이 지금처럼 발달하지 않았던 시기에 사람들은 약효가 있는 식품을 먹어 당뇨병을 다스렸다. 의학계에서는 이러한 식품들의 약효를 보다 정확하게 알기 위해 지속적으로 노력해왔다. 1980년에 세계보건기구(WHO)가 전통 식품이 임상적으로 얼마나 유용한지 조사한 것을 비롯해 최근 10~20년 동안 관련 연구가 상당히 많이 진행됐다. 그 결과 약효 성분을 함유한 식품은 질병 치료에 매우 효과적이면서 독성이 없다는 사실이 밝혀졌다.

그러면 그런 식품은 어디서 구해야 할까?

그건 어렵지 않다. 여기에 소개하는 식품들이야말로 약효 성분이 풍부해 혈당을 잡고 건강한 생활을 하는 데 큰 도움을 받을 수 있다.

많이 먹을수록 혈당 강하 ➡ 양파와 마늘

여러 연구를 통해서 양파와 마늘의 혈당 강하 효과는 충분히 입증됐다. 플라보노이드 성분은 물론이고, 양파의 알릴프로필디설파이드, 마늘의 디알릴디설파이드옥시드와 같은 황 함유 성분들이 혈당을 떨어뜨리는 것으로 밝혀졌다. 게다가 인슐린의 분비량을 늘리는 작용을 해 양파 30~200g을 단계적으로 양을 늘려가며 먹으면 그만큼 혈당이 떨어진다. 실제로 양파 추출물을 많이 섭취하게 했더니 혈당이 낮아졌다는 연구 결과도 있다. 혈당 강하 효과는 생양파나 삶은 양파나 동일했다.

항당뇨 성분이 다양 ➡ 여주

다양한 항당뇨 성분들이 함유되어 있어 당뇨병 환자들에게 매우 좋은 식품이다. 민간에서는 즙, 주스, 차 등의 형태로 당뇨병 치료에 널리 사용해왔으며, 익히지 않은 여주는 채소처럼 먹었다.

여주에는 인슐린 유사 폴리펩타이드인 폴리펩타이드-P가 들어 있는데, 이 성분을 추출해 1형 당뇨병 환자에게 주사했더니 혈당이 내려갔다. 이런 실험 결과를 눈으로 확인한 연구진들은 부작용이 없는 이 성분을 인슐린 투여를 대체할 방법으로 제시하기도 했다.

여주의 약효는 2형 당뇨병 환자에 대한 임상 실험에서 두드러지게 나타났다.

약 60㎖의 여주를 섭취한 결과 전체 환자의 73%가 개선 효과를 보인 것이다. 특히 여주에 반응한 환자의 당부하곡선 총AUC(투여한 약물의 혈중 농도와 시간의 관계를 나타낸 그래프)는 187.0cm²로, 기저선인 243.6cm²보다 훨씬 낮았다. 다른 연구에서도 15g의 여주 추출물을 섭취한 결과 식후 혈당이 54%나 감소했고, 6명의 당화혈색소는 17%나 감소했다.

생여주나 마른 여주는 주로 식품점에서 판매하고, 건강식품점에서 진액을 추출한다. 하지만 신선한 주스 형태로 섭취하는 것이 가장 좋다. 최소 56g의 주스를 단숨에 들이켜야 하는데, 쓴맛이 강해 먹기가 쉽지는 않다.

당뇨약을 줄일 수 있을 정도의 효능 ➡ 김네마 실베스터

김네마 실베스터(Gymnema sylvestre)는 인도의 열대 산림에 자생하는 식물로, 오랫동안 당뇨병 치료에 사용되어왔으며 최근 연구를 통해 1형 당뇨병과 2형 당뇨병에서 약효를 인정받고 있다. 김네마 실베스터 추출물은 단맛을 내기 때문에 초기에는 '설탕 차단제'로 과대 홍보되었다.

이 물질은 동물 실험에서 당뇨병에 걸린 개와 토끼의 혈당 조절 능력을 향상시켰으며, 인체 실험에서는 1형과 2형의 당뇨병 환자 27명에게 김네마 실베스터 추출물을 투여한 결과 인슐린 요구량과 공복 혈당이 저하되는 등 혈당 조절 능력이 개선되었다. 중요한 것은 김네마 실베스터 추출물을 섭취한 모든 환자가 효과를 보았으며, 22명 가운데 21명은 당뇨약을 상당히 줄일 만큼 효과가 좋았다는 점이다. 또 일부는 당뇨약을 사용하지 않고 김네마 실베스터 추출물만으로도 혈당을 조절할 수 있었다. 다만 건강한 사람에게 이 약물을 주입한다고 해서 저혈당증이 나타나지는 않았다.

하루 섭취 권장량은 400g이며, 현재까지 부작용은 보고되지 않고 있다.

공복 혈당, 콜레스테롤 수치를 낮추는 데 탁월 ➡ 호로파 씨

호로파 씨(Fenugreek seed)는 다양한 실험 및 임상에서 상당한 당뇨병 개선 효과가 있다는 사실이 입증됐다. 정상적인 개와 당뇨병에 걸린 개에게 하루 1.5~2g의 호로파 씨를 먹이자 공복 및 식후 혈당, 글루카곤(혈당을 올리는 호르몬), 소마토스타틴(혈액 내 포도당의 증가에 반응하는 호르몬), 인슐린, 총콜레스테롤, 중성지방 수치는 내려간 반면, HDL 콜레스테롤 수치는 올라갔다.

인체를 대상으로 한 실험에서도 효과가 입증됐다. 인슐린 의존성 당뇨병 환자에게 호로파 씨 분말을 1일 2회 50g을 먹게 하자 공복 혈당이 상당히 내려가고 당부하 검사 결과도 개선되었다. 또 소변을 통한 24시간 포도당 배출량은 54%나 줄어들었고, 콜레스테롤과 중성지방 수치도 상당히 내려갔다. 인슐린 비의존성 당뇨병 환자들 역시 15g의 호로파 보충제를 먹고 식후 혈당이 상당히 내려갔다.

혈당을 조절하고 당부하를 개선 ➡ 솔트 부시

솔트 부시(salt bush)는 지중해, 북아프리카, 남유럽에 자생하는 가지가 많은 과실나무이다. 연구자들은 실험쥐 실험에서 솔트 부시가 풍부한 식사를 표준 식사로 바꾸자 당뇨병이 발생했으며, 식사에 다시 솔트 부시를 보충하자 당뇨병이 빠르게 회복되었다는 사실을 발견했다. 이스라엘의 한 연구에서도 하루에 3g의 솔트 부시를 보충하자 2형 당뇨병 환자의 혈당이 조절되고 당부하가 개선되었다. 솔트 부시에는 크롬, 섬유질, 단백질, 미량 미네랄이 풍부하다.

췌장의 베타 세포를 재생 ➡ 에피카테킨

프테로카르푸스(Pterocarpus)는 인도에서 오랫동안 당뇨병 치료에 사용돼왔다. 이 식물 껍질에서 추출한 플라보노이드인 에피카테킨(epicatechin)은 실험쥐 실험에서 베타 세포의 손상을 예방하는 것으로 나타났다. 또 프테로카르푸스의 에피카테킨과 알코올 추출물은 당뇨병에 걸린 동물의 췌장 베타 세포를 재생하는 것으로 밝혀졌다. 에피카테킨 관련 플라보노이드는 매우 강력한 항산화제 역할을 한다.

프테로카르푸스 외에 녹차(1~3%)에도 에피카테킨이 매우 많이 들어 있는 것으로 알려져 있다. 하루 권장량은 최소 2컵의 녹차 또는 녹차 추출물 300mg이다.

강력한 항산화 효과로 몸을 회복 ➡ 빌베리

'유럽의 블루베리'로 불리는 빌베리(Bilberry)는 유럽의 숲과 목초지에서 자라는 관목이다. 빌베리 잎으로 만든 차는 민간에서 오랫동안 당뇨병 치료제로 사용되어왔다. 특히 세포 내 비타민C 수치를 높이고, 모세혈관의 누수와 파열을 줄이는 것은 물론, 타박상을 예방하고 강력한 항산화 효과를 보인다. 또 빌베리에 함유된 안토시아노사이드는 눈의 혈관과 망막, 특히 황반을 건강하게 유지하며, 망막의 혈액순환도 개선하는 것으로 나타났다. 하루 총권장량은 80~160mg 정도이며 3회에 나눠서 먹는다.

사지의 말초혈관 혈류를 개선 ➡ 은행잎 추출물

은행잎 추출물은 일반적으로 뇌혈관 부전(뇌 영양장애)에 사용되며, 팔과 다리 전체에 퍼져 있는 말초 조직의 혈류를 개선하는 효과가 있다. 말초혈관이 확장되면 진액, 혈장, 전혈 등이 급격하게 소진되고 혈액량이 감소하기 때문에 심장이 제대로 기능하지 못한다. 이러한 증상은 당뇨병 환자에게서 흔하게 일어나는데, 은행잎 추출물을 당뇨병 환자에게 투여하자 통증 없이 걸을 수 있는 거리와 최대 도보 거리가 크게 늘어났으며, 초음파 측정 결과 혈류가 증가하는 것을 확인할 수 있었다.

그동안 말초혈관의 혈액순환 장애에 대해서는 근육 재활, 금연, 체중 조절 등 다양한 치료가 이루어졌고 일부 임상 실험에서 개선 효과는 있었지만, 손과 발의 혈류 개선은 딱히 이루어지지 않았고 그 결과도 매우 제한적이었다. 하지만 은행잎 추출물은 이러한 증상을 매우 효과적으로 개선했다. 하루 총권장량은 40~80mg으로, 3회에 나눠서 먹는다.

인슐린 유사 물질이 호르몬의 균형을 유지 ➡ 인삼

인삼은 다양한 실험에서 직접적인 혈당 강하 작용을 하고 합병증의 개선에도 효과가 있다는 사실이 밝혀졌다. 36명의 인슐린 비의존성 당뇨병 환자에게 8주간 매일 인삼을 투여한 결과 공복 혈당이 낮아지고 체중이 줄어드는 것은 물론 기분까지 좋아지는 것으로 나타났다. 또 인삼 200mg을 섭취하자 당화혈색소와 신체 활동이 개선되었다.

사실 인삼의 약효는 고대부터 인정받아왔다. 인삼이 당뇨병의 특징인 갈증과 신체의 허약함을 보완하기 때문이다. 특히 일본 에히메대학 의학부 오쿠다 교수는 인삼에 인슐린과 유사한 작용을 하는 물질이 존재하는 것을 확인했다. 그는 이러한 인슐린 유사 물질이 세포에서 인슐린의 작용을 돕고 신진대사에 관여해 호르몬 분비의 균형을 맞춰줌으로써 다양한 인체 기능을 정상화하는 역할을 한다고 보고 있다. 인삼은 몸이 냉하거나 기가 약한 사람에게는 좋지만, 몸에 열이 많거나 기가 충분한 사람에게는 부작용이 생길 수 있으니 한의사와 상담한 뒤에 먹는 것이 좋다.

주의해서 섭취할 것 ➡ 홍삼, 돼지감자, 보리싹

　'당뇨병에 홍삼이 좋다, 돼지감자가 좋다, 보리싹이 좋다'는 말이 있는데, 이런 식품들은 당뇨병의 원인에 따라 좋을 수도 나쁠 수도 있다.

　기가 부족하거나 몸이 냉한 당뇨병 환자는 홍삼이 약이 될 수 있지만, 열이 많이 나는 사람에게 홍삼은 독이 된다. 따라서 한의사와 상의해서 자신의 체질에 맞게 섭취하는 것이 좋다.

　돼지감자는 천연 인슐린 역할을 해 혈당을 낮추는 데 도움을 준다. 특히 식후에 혈당이 급격히 상승하는 것을 막아준다. 하지만 성질이 서늘해서 몸이 차거나 소화력이 약한 사람에게는 좋지 않을 수 있고, 이눌린이나 과당에 예민한 사람은 심한 복통이나 소화불량을 일으킬 수 있다. 어떤 체질이든 한꺼번에 많이 먹으면 알레르기를 일으키거나 설사를 할 수도 있다.

　보리싹에는 비타민과 미네랄이 다 자란 채소보다 3~4배나 많이 함유되어 있어 혈중 콜레스테롤과 중성지방을 배출하고, 당뇨병을 예방 및 개선하는 데 좋다. 또한 보리싹은 정체된 것을 뚫는 성질이 강해 변비가 있거나 장의 연동운동이 약한 사람에게는 아주 좋다. 보리싹에는 열에 약한 성분이 있으니 분말로 먹을 때는 뜨거운 물보다는 미온수나 상온의 물과 함께 먹는 것이 좋으며, 너무 많이 먹으면 복통과 설사, 알레르기 반응이 나타날 수 있으니 복용량을 지키는 것이 좋다. 하루 권장량은 10g 이내다. 알레르기 체질이나 특이 체질은 반드시 한의사와 상의 후에 섭취하기를 권한다.

04

근육 쓰는 걷기 운동을
꾸준히 한다

규칙적인 운동은 거의 모든 질병에 좋은 효과를 발휘한다. 당뇨병을 치료하는 데 있어서도 운동은 포도당 이용률을 높여서 혈당을 떨어뜨리는 작용을 한다. 운동을 하면 근육은 7배에서 많으면 40배까지 포도당을 소모한다. 그러므로 혈액 속에 포도당이 많은 당뇨병 환자에게는 운동이 '특효약'이라고 해도 과언이 아니다.

또한 운동은 비만을 방지하고 고혈압에도 매우 좋은 효과를 발휘한다. 당뇨병 환자의 상당수가 비만하고 고혈압을 가지고 있다는 점에서 운동은 꼭 실천해야 하는 습관인 것이다.

근육을 움직이면 혈당이 내려간다

당뇨병 환자들은 식사 후에 혈당이 급격이 오르는 경향이 있는데 식후에 운동을 하면 식사에 의한 혈당 상승이 억제된다. 2형 당뇨병에서는 인슐린이 분비되어도 근육이 포도당을 흡수하지 않기 때문에 혈당이 내려가지 않지만 운동은 인슐린에 의한 메커니즘과는 다른 방법으로 근육의 포도당 흡수를 빠르게 촉진하기 때문에 인슐린저항성이 높은 경우에도 운동을 하면 혈당 조절에 효과가 있다.

근육은 포도당과 지방을 대량으로 소비하는데, 나이를 먹으면 자연히 근육의 양이 줄어들기 때문에 인슐린저항성이 낮아도 포도당을 흡수할 수 없으며, 결과적으로 당뇨병이 생기게 된다. 젊은 시절과 같은 양의 식사를 하는데도 당뇨병 증상이 나타나는 것은 이와 같은 근육의 감소 때문이다. 유산소 운동을 적어도 일주일에 3~5회 20~60분씩 하고, 일주일에 총 150분 이상 운동할 것을 권장한다. 당뇨병이 우려되는 사람은 식사 제한을 하는 것보다 평소에 운동을 꾸준히 하는 것이 당뇨병 예방에 더 효과적이다.

운동이 맞지 않는 환자도 있다

다만 '모든 당뇨병 환자'에게 운동이 좋은 것은 아니다. 당뇨병 합병증이 있는 경우, 인슐린을 직접 투입하는 경우, 설포닐유레아 계열의 약물을 사용하는 경우에는 주의가 필요하다. 설포닐유레아의 경우 췌장을 직접 자극해서 인슐린을 분비하게 만드는 만큼 우리 몸이 이미 무리하고 있는 상태다. 이런 경우에는 가벼운 산책 정도는 괜찮지만 수영, 마라톤, 장시간 자전거 타기, 과도한 근육 운동은 피해야 한다. 특히 짧은 시간에 많은 칼로리가 소모되는 운동은 급격한 저혈당증을 부를 수 있다. 따라서 설포닐유레아 이외의 당뇨약을 복용하거나 운동과 식이요법으로 혈당 조절이 되는 사람에게만 수영, 마라톤, 장시간 자전거 타기, 과도한 근육 운동을 권한다.

오전, 오후로 나누어서 하는 걷기 운동이 좋다

당뇨병 환자에게 일반적으로 추천하는 운동은 걷기이다. 출퇴근 시간, 식사후 자투리 시간에 걷는 것만으로도 혈당 조절에 효과가 있다. 좀 더 시간을 낼수 있다면 자전거 타기도 좋은 운동이다. 걷기처럼 유산소 운동이기 때문에 인체에 매우 긍정적인 효과를 준다.

이렇게 다리 근육을 사용해 운동을 하면 근육세포 안의 특수한 포도당 수송체가 혈액에 있던 포도당을 근육 안으로 빨아들이고 혈액에 남아 있는 포도당은 태워서 배출하게 된다. 이렇게 되면 췌장의 기능이 되살아나고 인슐린의 분비량도 늘어난다. 또 꾸준하게 운동을 하면 인슐린저항성이 현저하게 개선된다. 인슐린저항성이란 혈당이 세포 안으로 들어가는 것에 저항을 하는 정도로, 운동은 이러한 인슐린저항성을 약화해 포도당이 세포 속으로 잘 들어갈 수 있게 해준다.

인슐린저항성을 줄이기 위해서는 하루 운동량을 한 번에 몰아서 채울 것이 아

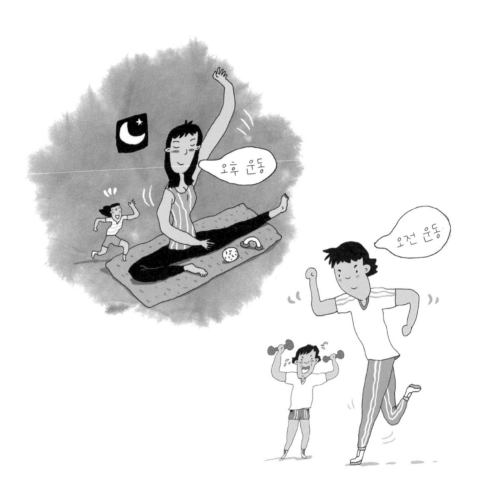

하루 운동량을 한 번에 몰아서 하는 것보다
2~3회에 나누어서 하는 것이 좋다.

니라 오전에 20분, 오후에 20분 식으로 나누어서 하는 것이 좋다.

걷기 방법에 신경을 쓰면 효과는 배가 된다. 조금 빠르다 싶을 정도로 걷기 속도를 조절하고, 한 번에 최소 20분은 걷는다. 다만 공복 시에는 저혈당증이 생길 수 있으니 식사하고 30분에서 1시간이 지난 후에 걷는 것이 제일 좋다.

운동은 꾸준히 해야 한다

일반인을 대상으로 한 실험에서도 걷기 운동을 하면 혈당이 떨어진다는 사실이 증명되었다. 총 5명의 실험군을 90분간 산길을 걷게 한 뒤 혈당을 체크했더니 4명에게서 혈당이 내려갔다. 또 다른 연구에 의하면 운동을 하는 사람들은 당뇨병에 걸릴 확률이 무려 70%나 낮았다.

운동은 '꾸준히' 하는 것이 매우 중요하다. 운동을 하다가 중단하면 오히려 체중이 증가해 당뇨병이 악화될 수 있다. 지난 2008년 미국 로런스 버클리 국립연구소의 폴 윌리엄 박사가 조깅을 규칙적으로 하는 12만 명을 조사한 결과, 운동을 하다가 중단한 사람들은 아예 처음부터 운동을 하지 않은 사람들보다 체중이 더 급격히 늘어났다. 이들은 '나는 이제까지 운동을 했다'는 마음 때문에 운동을 중단한 후에 식사를 더 많이 했고, 이것이 체중 증가에 영향을 미쳤다. 마찬가지로, 적절한 운동을 통해 혈당이 잘 관리되면 자신감이 높아져 생활습관이 다시 흐트러질 가능성이 있다. 그러면 혈당 관리는 더 어려워지니 운동은 꾸준히 하는 것이 좋다.

05

잠만 잘 자도
당뇨병에서 멀어질 수 있다

‘잠이 보약이다’라는 말처럼 잠만 잘 자도 인체는 제 기능을 다할 수 있다. 중국의 의서 《황제내경》에는 ‘밤에는 사람의 기운이 오장(五臟)으로 들어가 장기(臟器)를 튼튼하게 만든다’는 설명이 있는데, 이는 잠자는 시간 자체가 우리 몸을 건강하게 만드는 시간임을 뜻한다. 명의로 추앙받는 손사막 선생 역시 "100일을 치료해도 하루 잠을 못 자면 치료가 소용이 없다"라는 말로 수면의 중요성을 강조했다.

그런데 우리나라 사람들의 수면 시간은 충분하지 않은 편이다. 보건복지부와 한국갤럽 등이 조사한 바에 따르면, 우리나라 성인의 평균 수면 시간은 6시간 53분 정도로 7시간이 채 되지 않는다. 권장 수면 시간인 7~8시간에 비하면 모자란 시간이며, 이는 OECD 국가 중에서 가장 낮은 수치이다.

수면과 혈당은 서로 영향을 주고받는 관계다

수면은 혈당 조절과 매우 긴밀한 연관이 있다. 그 이유는 우리가 잠을 잘 때 혈당을 조절하는 호르몬을 포함해 몸에 유익한 작용을 하는 호르몬들이 분비되기 때문이다. 만약 잠을 충분히 못 자서 이런 호르몬들이 제대로 분비되지 않으면 인슐린의 기능이 손상되고 전반적인 대사에도 악영향을 미친다.

또 밤에 숙면하지 않으면 체온과 혈당이 급격하게 오르고, 낮이 되면 반대로 체온이 급격하게 떨어지면서 저혈당 상태에 돌입한다. 그러면 몸은 활력이 떨어지고 일상은 방해를 받는다. 보통 학생들이 공부한다는 이유로 잠을 줄이는 경우가 많은데, 이는 오히려 학업을 방해하는 역할을 한다.

충분하지 않은 수면이 장기간 지속되면 손발이 차가워지고, 소변을 시원하게 보지 못하는 증상이 나타난다. 이는 당뇨병의 전형적인 증상이다.

밤 9시부터 새벽 5시까지의 숙면은 치료제다

한의학에서 수면 시간을 중요하게 여기는 이유는 인체의 기능과 하루 24시간이 관련되어 있기 때문이다. 한의학의 관점에서 새벽 5시는 잠들었던 인체의 기

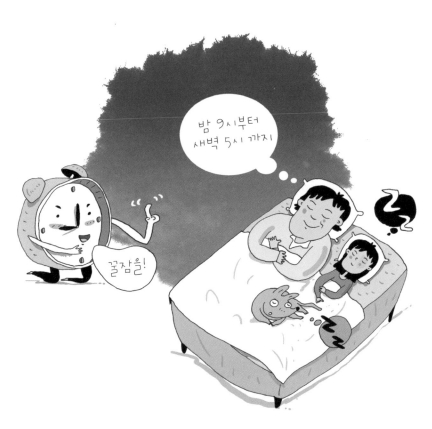

최적의 수면 시간은 8시간, 특히 밤 9시부터 새벽 5시까지의 숙면은
가장 좋은 당뇨병 치료제다.

능이 서서히 활성화하는 시간이다. 활성화된 인체 기능은 오후 3시를 지나면서 하강 국면에 접어들고, 밤 9시에는 활동력이 전반적으로 줄어들면서 안정을 되찾아간다. 따라서 잠을 자야 하는 최적의 시간은 밤 9시 이후, 기상 시간은 새벽 5시 이후이다. 만약 정확하게 밤 9시부터 새벽 5시에 숙면하면 최적의 수면 시간인 8시간을 채우게 된다.

한의학에서는 불면증의 원인을 매우 다양하게 본다. 크게는 허증(虛證)과 실증(實證)으로 분류한다. 허증은 혈액이 부족하거나 진액이 부족해 열이 발생해서, 심장과 담(쓸개)이 허약해져서 온다고 본다. 실증은 생각이 많아서, 가래나 노폐물이 생겨서, 위장이 불편해서 온다고 본다. 불면증이 오면 자다가 놀라면서 깨거나, 가위에 눌리거나, 불안감과 초조함, 복잡한 생각, 극도의 스트레스로 인해 잠을 못 잔다. 이러한 불면은 기혈의 순환, 오장육부에 문제가 생겨서 생긴다. 당뇨병 역시 기혈의 순환, 오장육부의 문제에서 시작되는 만큼 수면과 당뇨병은 그 치료에 있어서도 연관이 있다고 할 수 있다. 숙면하면 당뇨병의 호전에 큰 도움이 되고, 당뇨병이 호전되면 숙면도 할 수 있는 것이다.

당뇨병을 호전시키는 숙면에 대해서는 별도의 한의학 치료가 있지만, 다음과 같은 생활습관만 잘 지켜도 도움이 될 수 있다.

- 취침 시간과 기상 시간을 어느 정도 규칙적으로 유지한다.
- 나에게 필요한 수면 시간을 파악해 유지한다.
- 규칙적으로 생활한다.
- 규칙적으로 운동한다.

- 낮잠은 가급적 줄인다.

- 카페인, 니코틴, 알코올 등 자극적인 기호식품은 줄인다.

- 취침 전에는 조용한 활동을 하다가 졸리면 취침한다.

- 수면 환경을 조용하고 안락하게 조성한다.

- 취침 시에는 복잡한 생각을 하지 말고 마음을 최대한 편안하게 갖는다.

- 취침 전에 명상, 요가, 이완 요법 등을 하면 큰 도움이 된다.

(출처: 대한한의사협회)

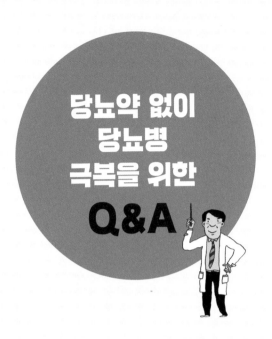

진단 및 치료 방법에 대한 궁금증

Q 작년만 해도 혈액 검사에서 아무런 이상을 발견하지 못했습니다. 그런데 몇 달 만에 다시 검사를 했더니 혈당이 높다며 당뇨병 진단을 받았어요. 갑자기 당뇨병이 올 수도 있나요? 이 경우에도 당뇨약을 평생 먹어야 하나요?

A 인체는 필요에 따라 혈당을 올리기도 하고 내리기도 합니다. 몸이 활동을 많이 할 때, 인체가 위기라고 생각할 때는 포도당이 많이 필요하니 몸은 상태에 맞게 혈당을 높이거나 내리면서 자율적으로 조절합니다. 인체에는 혈당을 올리는 호르몬과 혈당을 내리는 호르몬이 있으니 췌장이 건강하고 단지 혈당만 높은 고혈당 상태라면 운동과 식이요법을 꾸준히 하는 것으로 당뇨약을 먹지 않고도 혈당을 조절할 수 있습니다.

158

Q 인슐린 분비 시스템은 한 번 고장 나면 회복이 불가능하다고 들었습니다. 정말 그런가요? 그렇다면 당뇨약 치료든 한의학 치료든 평생 받아야 한다는 얘기인가요?

A 인슐린 분비 시스템은 회복될 수 있습니다. 회복이 불가능한 장기는 없으며, 다만 방법을 모를 뿐입니다. 인슐린 분비가 거의 되지 않거나 부족한 1형 당뇨병이든 2형 당뇨병이든 타고난 장기가 약해서 발생하는 경우가 대부분입니다. 생활습관을 개선하고 운동을 꾸준히 하고 한의학 치료를 병행하면 체질이 개선되고 기혈이 보강되고 약했던 장기가 더욱 튼튼해져 췌장의 기능이 좋아지므로 인슐린 분비가 회복될 수 있습니다.

Q 처음 검사에서 공복 혈당이 320mg/dℓ, 당화혈색소가 12%였습니다. 당뇨약을 안 먹고 식이요법과 운동을 열심히 했더니 3개월 만에 공복 혈당은 130~150mg/dℓ로, 당화혈색소는 6.9%로 조절됐습니다. 그런데 병원에서는 당뇨약을 먹으라고 합니다. 약을 안 먹고 지금처럼 식이요법과 운동을 계속 하면 상태가 더 개선될까요? 아니면 약한 약이라도 먹으면서 노력하면 더 빨리 개선될까요? 어찌해야 하는지 고민입니다.

A 당뇨병은 주로 타고난 체질과 약한 장기, 성격, 살아온 환경, 생활습관이 원인이 되어 발병합니다. 식이요법과 운동, 한의학 치료를 병행하면 혈당이 정상으로 돌아올 가능성은 90% 이상입니다. 당뇨약은 당뇨병을 근본적으로 치료하지 못합니다. 질병을 근본적으로 치료할 수 있는 사람은 자신뿐입니다. 의사는 환자가 이 사실을 깨닫고 스스로 치료할 수 있다는 자신감을 가지고 생활습관을 개선하도록 돕는 사람일 뿐입니다. 지금까지 잘해왔으니 꾸준한 운동과

식이요법으로 조절해보세요.

Q 평소엔 당뇨약을 안 먹지만, 식사 약속이 있는 날엔 다음날 아침에 공복 혈당이 높게 나올까봐 두려워 당뇨약을 먹습니다. 당뇨약을 먹었다 안 먹었다 해도 괜찮을까요?

A 당뇨병이란 소변에서 포도당이 검출되고 음식을 아무리 먹어도 배가 고프며 몸이 수척해지는 질병을 말합니다. 검사 결과 단지 혈당이 높을 뿐이었다면 소변에서 포도당이 검출되지 않았을 수도 있으므로 당뇨병이라고 단정 지을 수는 없습니다. 당뇨병 환자 중에서 적어도 90% 이상은 당뇨약을 복용하지 않고도 혈당을 조절할 수 있습니다. 어떤 약이든 먹었다가 끊을 수 있습니다. 당뇨병 치료를 위해 반드시 당뇨약을 복용할 필요는 없으며, 일시적으로 혈당이 높다고 약을 먹기보다는 식습관이나 생활습관을 개선하는 것이 좋습니다.

Q 2형 당뇨병도 합병증이 올 수 있나요?

A 2형 당뇨병도 당연히 합병증이 생길 수 있습니다. 2형 당뇨병이 오래되면 틀림없이 신체의 다른 부위에도 영향을 끼칩니다. 신장, 간은 물론이고 고혈압과 동맥경화에도 영향을 미치고, 심지어 암과 치매에 걸릴 확률도 높아집니다. 당뇨병으로 시작된 파괴적인 힘은 장기와 경맥, 기혈의 균형을 깨뜨려 췌장을

비롯한 장기나 조직에 악영향을 미칩니다. 그래서 '당뇨병보다 당뇨병 합병증이 더 무섭다'는 말이 생겨난 것입니다.

Q 당뇨병도 암의 원인이 될 수 있나요?

A 당뇨병도 암과 관련이 있습니다. 당뇨병을 '느린 암'이라고도 부릅니다. 이 말은 당뇨병과 암이 동전의 양면처럼 밀접한 관련이 있다는 의미입니다. 그 이유는 암이 '세포의 성장과 복제 이상'으로 생기는 질병이기 때문입니다. 포도당이 많은 혈액은 곳곳에 있는 세포에 영양분을 정상적으로 공급하지 못하며, 이것은 결국 암을 촉발하는 계기가 됩니다. 실제로 당뇨병 환자가 다양한 종류의 암으로 사망할 확률이 그렇지 않은 사람보다 26%나 더 높다는 보고가 있습니다.

Q 매일 3~4회 혈당을 측정했습니다. 그런데 생활이 바빠지면서 측정 횟수가 점점 줄어들고 있어요. 당뇨약을 안 먹으니 혈당을 모르면 불안합니다. 하루 중에서 딱 한 번만 혈당을 체크한다면 언제가 가장 좋을까요?

A 혈당은 여러 가지 요인으로 올랐다가 내렸다가 합니다. 일반적으로 아침에는 혈당이 올라가고 저녁에는 혈당이 내려가고, 식사를 하고 나면 혈당이 올라갔다가 시간이 흐를수록 혈당이 내려가고, 겨울에는 혈당이 올라가고 여

름에는 혈당이 내려가고, 나이가 들면 혈당이 높아집니다. 혈압이 정상 수치보다 좀 높은 사람이 있듯이 혈당도 정상 수치보다 좀 높은 사람도 있습니다. 공복 혈당이 높은 사람이 있고 식후 혈당이 높은 사람도 있습니다. 혈당은 스트레스와 체온, 외부 온도와 밀접한 관계가 있습니다. 이런 원리를 알고 자신의 몸 변화에 맞게 혈당을 측정하는 것이 중요합니다.

Q 한의학 치료가 부작용이 없다고 해서 관심이 많습니다. 그런데 한의학 치료를 하면 당뇨병이 완치되는 건가요? 완치되고 나서는 더 이상 치료를 받지 않아도 되는지, 아니면 당뇨약을 먹듯이 꾸준히 치료를 받아야 하는지 궁금합니다.

A 한의학에서 당뇨병은 원기, 혈액이나 진액이 부족해 열이 발생하면서 물과 음식을 많이 먹고 소변을 자주 보고 몸이 야위어가는 증상입니다. 즉 타고난 장기의 특성에 생활습관의 문제가 겹쳐 오장의 기혈이 부족해서 당뇨병이 발생하는 것입니다. 당뇨병은 환자 본인의 노력이 뒷받침되지 않으면 나을 수 없습니다. 환자 스스로 잘못된 생활습관을 바로잡아가면서 식이요법과 운동, 한의학 치료를 병행한다면 완치도 가능합니다. 완치가 되면 꾸준하게 치료를 받지 않아도 괜찮지만 정기적인 관리는 필요합니다.

식이요법에 대한 궁금증

Q 당뇨병 가족력이 있습니다. 아직 당뇨병에 걸리진 않았지만, 언제 당뇨병에 걸릴지 몰라 불안합니다. 당뇨병 예방에는 식습관이 중요하다고 하는데, 조금씩 자주 먹는 게 좋은가요? 아니면 남들이 먹는 만큼 세끼 모두 챙겨 먹는 게 더 좋은가요? 저는 조금씩 여러 번 먹는 스타일이라서요.

A 당뇨병에 걸리면 물이든 음식이든 많이 먹으려고 합니다. 그럴 땐 무조건 자제하는 것이 아니라 적당히 영양을 섭취하는 것이 좋습니다. 많은 연구 결과, 당뇨병 환자들에게 양질의 영양소를 공급했더니 혈당이 개선되고 합병증 예방에도 적지 않은 효과가 있었다고 합니다.

사람마다 당뇨병의 원인이 다릅니다. 당뇨병의 원인에 따라 식사법도 달라야 합니다. 스트레스나 소화 기능의 저하로 생긴 당뇨병은 음식 섭취를 줄이는 것이 좋고, 과로나 노화로 당뇨병이 생긴 경우는 영양이 풍부한 음식을 충분히 섭취할수록 좋습니다.

Q 평소에 단 음식을 별로 좋아하지 않았어요. 그런데 당뇨병 진단을 받았습니다. 단 음식을 많이 먹는 사람이 당뇨병에 잘 걸린다고 알고 있었는데, 그렇지 않은 사람도 당뇨병에 걸릴 수 있나요?

A 많은 학자가 모든 질병은 혈액의 산성화가 주원인이며, 육류와 정제설탕의 과다 섭취가 당뇨병의 원인이라고 이야기합니다. 설탕과 같은 단순탄수화

물은 혈당을 갑작스럽게 상승시키기 때문에 많이 먹으면 혈액이 점점 산성화됩니다. 단 음식은 많이 안 먹었지만 이제까지 먹어온 음식에 단순탄수화물이 많이 함유되어 있었거나 육류를 많이 먹어온 것은 아닌지, 그 외 생활습관이 건강했는지를 되돌아볼 필요가 있습니다.

당뇨병 환자에게 제일 좋은 것은 섬유질이 풍부한 식물성 식품이며, 섭취량은 하루 50g 정도가 적당합니다.

Q 의사가 체중을 줄이라고 합니다. 그래서 간헐적 단식을 해보려고 합니다. 당뇨병 환자인데, 간헐적 단식을 해도 괜찮을까요? 간헐적 단식을 할 경우 주의해야 할 점은 무엇인가요?

A 비만과 당뇨병은 인슐린을 매개로 서로 연결되어 있습니다. 그런데 비만해지면, 특히 배에 살이 많이 붙으면 인슐린저항성이 높아져서 당뇨병에 걸릴 확률이 훨씬 높아집니다. 연구에 의하면 비만한 사람들이 당뇨병에 걸릴 확률은 표준 체중인 사람들에 비해 최소 2배에서 6배까지 큽니다.

그 반대의 일도 생길 수 있습니다. 예를 들어 표준 체중의 사람들도 일단 당뇨병에 걸리면 비만이 되기 쉽습니다. 혈당이 높아지면 인슐린저항성이 급격하게 높아지면서 체내에 남아 있던 포도당이 중성지방으로 바뀌고 내장지방이 되거든요. 따라서 표준 체중을 유지하지 못하고 비만해지는 것입니다.

간헐적 단식은 비만을 해소하는 데 도움이 됩니다. 간헐적 단식에도 여러 방법이 있는데, 주말 저녁에 시작해서 다음날 점심까지 3끼 단식을 하는 것이 좋습니다. 하지만 당뇨병 환자들은 저혈당증의 위험성이 있으니 간헐적 단식은 한 달에 한 번 정도 하는 것이 좋고, 위장 기능을 조절하고 싶은 사람이나 체력이 유지되는 사람은 2주에 한 번 하는 것도 괜찮습니다. 간헐적 단식 중에 수분 공급은 필수이고, 간헐적 단식이 끝나는 저녁에는 가벼운 죽이나 미음으로 식사를 합니다.

Q 탄수화물이 혈당을 올리는 주범이라고 해서 밥 양을 많이 줄였습니다. 워낙 밥을 좋아했던 터라 금세 배가 고파지더군요. 밥 중에서 혈당을 많이 올리지 않는 밥이 있다면 소개해주세요.

A 당뇨병이 있는 분들은 GI 지수가 낮은 통곡물과 채소, 콩류, 과일 등이 좋습니다. 정제된 곡물로 만든 빵이나 옥수수, 백미 등은 피합니다. 통곡물은 정제된 곡물에 비해 섬유질이 풍부합니다. 섬유질이 풍부한 통곡물은 탄수화물의 소화와 흡수를 느리게 하기 때문에 혈당이 빠르게 상승하지 않고 포만감을 주어서 배가 금방 고프지 않게 합니다. 또한 인슐린에 대한 민감성을 높여서 인슐린이 과도하게 분비되지 못하게 합니다. 또 간과 다른 조직의 포도당 이용성을 개선하기 때문에 혈당이 지속적으로 상승하지 못하도록 막아주는 역할도 합니다. 그런 점에서 흰밥보다는 현미밥이나 통곡물 잡곡밥을 먹기를 바랍니다.

Q 홍삼, 꿀(혹은 꿀물), 매실차, 오미자차 등을 좋아합니다. 그런데 당뇨병 환자에게는 안 좋다고 해서 먹고 싶어도 참고 있습니다. 정말 먹으면 안 되나요?

A 음식도 체질이나 증상에 맞게 먹어야 약이 되고, 잘못 먹으면 독이 될 수 있습니다. 당뇨병은 다양한 원인에 의해 생기니 남에게 좋은 음식이 나에게도 좋다고 단정할 수 없습니다. 당뇨병이 있으면서 기가 약하고 몸이 냉한 사람은 인삼과 홍삼이, 당뇨병이 있으면서 소화력이 약하고 몸이 냉한 사람은 꿀이, 당뇨병이 있으면서 간이 약하거나 소화력이 약한 사람은 매실차가, 당뇨병이 있으면서 기관지나 폐, 심장이 약한 사람은 오미자차가 도움이 될 수 있습니다.

진액이 부족해서 당뇨병이 생긴 경우는 산약(마)이, 열이 많은 당뇨병은 천화분(한울타리 뿌리)이 좋고, 독소를 제거하고 기를 보강하는 데는 백강잠(탄저병에 걸려 죽은 누에)이, 입이 많이 마르고 갈증이 심한 사람은 갈근(칡)이 좋으며, 혈당 조절에는 주목나무와 압척초(달개비)를 같이 먹으면 좋고, 요산을 없애고 혈액을 정화하는 데는 창이엽(도꼬마리) 차를 상복하면 좋습니다. 돼지감자는 신장, 방광, 대장, 소장에 작용하니 생으로 먹으면 좋습니다.

Q 양파즙, 배즙, 양배추즙, 사과즙, 노니 주스 같은 농축액을 좋아합니다. 당뇨병에 여주도 좋다고 해서 즙으로 먹고 싶은데, 괜찮을까요? TV의 건강 프로그램에서 생채소는 좋지만 즙은 혈당을 올린다고 해서요.

A 양파는 혈액을 맑게 하고 혈관을 확장시켜 면역력을 높여주고, 배는 심장과 폐의 열을 없애고 습담을 없애고, 양배추는 위를 보호하고 노폐물을

제거해주고, 사과즙은 대장 해독에 도움을 주고 노화를 예방합니다. 여주는 15g의 여주 추출물을 투여한 결과 식후 혈당이 54%나 감소했고, 6명의 당화혈색소는 17%나 감소했다고 합니다. 생즙을 드셔도 좋고, 채소처럼 먹어도 좋습니다.

Q 식사를 할 때 채소, 단백질, 탄수화물 순으로 먹으면 혈당 조절에 좋다는 얘기를 들었습니다. 거꾸로 식사법이라고 하더군요. 그런데 밥을 앞에 두고 채소를 먼저 먹는 게 잘 안 됩니다. 이 방법이 정말 효과가 있나요?

A '당뇨병은 잘 먹어서 생긴 병'이라는 말이 있습니다. 그래서 당뇨병이 있는 분들이 식사량을 줄여야 하는 것처럼 생각하기도 합니다. 물론 식사량을 줄이는 등의 식사 관리는 필요하지만, 그렇다고 필요한 영양소까지 줄이는 건 좋지 않습니다. 오히려 당뇨병에 걸리면 영양소의 요구량이 더 높아집니다. 거꾸로 식사법은 채소, 단백질, 탄수화물 순서로 먹으니 과식을 줄이고 탄수화물 섭취를 줄이니 음식을 절제하지 못하는 분들에게는 도움이 될 수 있습니다.

Q 회사생활을 하다 보니 회식이 있고 동료들과 술을 마셔야 할 때가 자주 있습니다. 당뇨병 환자인데, 술을 마셔도 될까요? 어느 정도까지 허용되나요?

A 모든 술은 열량이 높아 비만의 원인이 되고, 마신 술은 간에서 분해되어 아세트알데히드라는 독성 물질을 만들고, 술은 산성 식품이니 당뇨병 환자에게는 부담이 될 수 있습니다. 당뇨병에 좋은 술로는 말벌로 담은 노봉방주나

유산균이 풍부한 생막걸리가 있습니다. 혈액순환을 좋게 하는 와인, 체온을 상승시키는 스카치 위스키와 보드카도 도움이 될 수 있습니다. 술은 적게 마시는 것이 좋으며, 반주로 소주 한 잔 정도가 좋습니다. 맥주는 몸을 차게 하고 장에 부담을 주기 때문에 도움이 되지 않습니다.

Q 당뇨병엔 단백질 섭취가 필수라고 해서 단백질 셰이크를 먹어보려 합니다. 괜찮을까요?

A 단백질은 인체의 중요한 에너지원입니다. 당뇨병에는 적당량의 단백질 섭취가 많은 도움이 되니 단백질 셰이크를 먹어도 괜찮습니다. 단백질을 고기로 섭취할 땐 주의가 필요합니다. 고기는 일주일에 1~2회로 조금만 먹는 것이 좋으며, 소화·흡수·배설이 잘되도록 채소를 고기보다 3배 이상 많이 먹으면 좋습니다. 혈액을 맑게 하고 대사를 좋게 하기 위해 고기는 튀기거나 굽기보다는 삶아 먹는 것이 좋습니다. 특히 당뇨병 환자는 마가린, 튀긴 음식, 가공식품에 들어 있는 트랜스지방은 피해야 합니다.

Q 운동을 꼭 해야 한다고 해서 헬스클럽에 다니고 있습니다. 웨이트 트레이닝 위주로 하고 있어요. 그런데 정보 프로그램을 보니 걷기가 가장 좋다고 하네요. 유산소 운동인 걷기가 좋을까요, 근육 운동인 웨이트 트레이닝이 좋을까요?

A 규칙적인 운동은 거의 모든 질병에 좋은 효과를 발휘합니다. 당뇨병을 치료하는 데 있어서도 운동은 포도당 이용률을 증가시켜 포도당 수치를 떨어뜨리는 데 매우 유용합니다. 운동을 하면 근육은 7배에서 많으면 40배까지 포도당을 소모하니 혈액 속에 포도당이 많은 당뇨병 환자에게 운동은 '특효약'과 같습니다. 당뇨병 환자의 상당수가 비만하고 고혈압을 가지고 있다는 점에서 운동은 반드시 해야 합니다. 유산소 운동인 걷기와 스트레칭이 좋고, 무리한 웨이트 트레이닝은 활성산소를 증가시켜서 좋지 않습니다. 다만 근력 강화를 위해 가벼운 웨이트 트레이닝은 도움이 됩니다.

Q 미세먼지가 많은 날이나 무더운 날, 너무 추운 날엔 운동을 거의 못 합니다. 운동을 안 하면 혈당이 오르더군요. 집에서 제자리걸음을 해도 운동 효과가 있을까요?

A 집에서 하는 제자리걸음도 혈당 상승을 억제할 수 있습니다. 2형 당뇨병은 인슐린이 분비되어도 근육이 포도당을 흡수하지 않기 때문에 혈당이 내려가지 않습니다. 운동은 근육의 포도당 흡수를 빠르게 촉진해서 인슐린저항성이 높아도 혈당을 내리는 효과를 냅니다. 적어도 일주일에 3~5회 유산소 운

동을 20~60분간 하고, 일주일에 150분 이상 운동할 것을 권장합니다.

Q 혈압은 신경을 많이 쓰거나 몸을 심하게 움직이면 오르던데, 특별히 혈당을 올리는 생활습관은 무엇인가요?

A 혈당 상승에 가장 큰 영향을 주는 것은 스트레스와 체온 저하입니다. 평소에 스트레스와 체온을 관리하는 것이 가장 중요합니다. 그다음이 수면입니다. 수면을 취할 때 혈당을 조절하는 호르몬은 물론, 유익한 작용을 하는 호르몬들이 분비되기 때문입니다. 만약 숙면을 하지 못해 이런 호르몬들이 제대로 분비되지 않으면 인슐린의 기능이 손상되고 전반적인 대사에도 악영향을 미칩니다. 또 밤에 숙면하지 않으면 혈당이 급격하게 오르고, 낮에는 반대로 체온이 급격하게 떨어지면서 저혈당증에 빠질 수 있습니다.

Q 남성의 경우 지나친 성생활이 당뇨병의 발병 원인인 이유는 무엇인가요?

A 정액의 재료는 혈액입니다. 많은 양의 혈액이 농축되어야 소량의 정액이 만들어집니다. 정액의 누설은 수십 배에 해당하는 혈액을 흘린 것과 똑같습니다. 즉 혈액이 만들어내는 인슐린의 양이 급격히 감소하는 것입니다. 정액처럼 인슐린 역시 많은 양의 혈액으로부터 만들어집니다. 인슐린의 분비가 급격하게 줄어들면 혈당은 현저히 증가하므로 과도한 성생활이야말로 고혈당을 유발해

170

중증의 당뇨병 환자를 만들어내는 주된 요인이라고 할 수 있습니다. 한의학에서는 정액을 백혈, 즉 하얀 피라고 불렀으며 남성의 과도한 성생활은 남성의 건강과 수명을 단축시키는 직접적인 원인으로 보고 있습니다.

Q 당뇨병 환자는 성생활을 하면 안 되나요?

A 당뇨병 환자는 식욕에는 복종하되 성욕에는 복종하면 안 됩니다. 혈액은 섭취한 음식으로 만들어집니다. 음식이나 물이 입에서 당기는 것은 몸 안에 혈액이나 진액이 부족하기 때문입니다. 당뇨병이라고 하는 것은 췌장의 베타 세포에서 분비되는 인슐린의 양이 부족해져 혈당이 증가한 상태를 말합니다. 인슐린 역시 혈액으로 만들어지므로 당뇨병 환자는 식욕을 억제하는 우를 범해서는 안 됩니다. 당뇨병 환자는 양질의 음식을 적당하게 먹어야 합니다. 정액을 아끼는 것은 절대적으로 중요합니다. 당뇨병 환자는 성생활만 자제해도 빠르게 회복될 수 있습니다. 그래도 절제할 수 없다면 성교는 하되 사정은 하지 않기를 권합니다.

PART 4

한의학 치료로
약을 끊고
당뇨병에서 벗어나다!

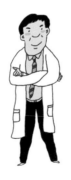

당뇨약을 먹어 당뇨병이 완치된다는 것은
불가능에 가까운 일이다.
당뇨약은 혈당 상승을 '억제'만 할 뿐 당뇨병을 낫게 하지 못한다.
당뇨병에서 나으려면 식습관과 생활습관을 바꾸고,
엄밀하게 검증된 한의학 치료의 도움을 받아야 한다.
그러면 한 달에서 두 달 정도면 확실한 효과를 볼 수 있다.
이번 장에서는 당뇨약 없이 한의학 치료만으로
당뇨병을 치료한 사례를 소개해놓았다.
이 사례들을 읽다 보면 본인의 당뇨병도 당뇨약 없이
반드시 나을 수 있다고 확신하게 될 것이다.

부작용 없이 편안하게 당뇨병을 치료할 수 있다

당뇨병은 그 자체로도 위험한 질병이지만, 일상생활이 매우 불편해지는 질병이다. 늘 혈당에 신경 써야 하고, 당지수를 따져가며 음식을 가려 먹어야 하며, 시간을 내서 운동도 해야 한다. 합병증이 언제 자신을 엄습할지 모르니 앞으로의 건강에 대한 불안도 삭히기가 쉽지 않다. 또 서양의학에서 처방하는 약이 몸에 좋지 않다는 사실을 아는 사람이라면, 당장 혈당 관리를 위해 먹으라니 먹지만 당뇨약이 건강을 해치는 다른 작용을 하지는 않을까 두렵기도 하다.

그러나 한의학 치료라면 다르다. 당뇨병의 증상과 원인을 4가지 유형(상소, 중소, 하소, 허로형)으로 구분해 한약, 침, 뜸, 부항, 당뇨식 등으로 당뇨병의 원인을 없애고 증상은 다스린다.

한약은 인체의 기력을 돋우고 기혈을 보강함으로써 약한 장기의 힘을 강화한다. 천연식품으로 만든, 체질에 맞게 특화된 한약을 사용하기 때문에 부작용을 걱정하지 않아도 된다. 여기에 침, 뜸, 부항, 반신욕 등을 함께 하면 몸과 마음이 편안해져 혈당은 자연스럽게 안정된다. 특히 뜸 치료는 당뇨병 합병증 중 사망원인 1위인 심혈관 질환에 매우 효과가 좋다. 낮아진 체온을 올려주고 어혈을 제거하고 혈액을 보강하기 때문에 혈액순환이 원활해지고 심장이 강해진다.

당뇨병 환자들을 위해 통곡물을 최적의 비율로 구성한 당뇨식은 약 이상의 효과를 준다. 천연 곡물과 한방 재료만 들어갔기 때문에 음식 종류를 가릴 필요도, 조리법에 신경 쓸 필요도 없다. 실제 20년 동안 당뇨약을 먹어도 떨어지지 않던 혈당이 당뇨식을 먹으면서 빠르게 내려간 사례가 많다.

이렇게 2~3개월 정도 한의학 치료를 받다 보면 자신이 어떻게 해야 당뇨병에서 벗어날 수 있는지를 스스로 체득하게 되고, 이후부터는 일상적인 관리만으로 충분히 당뇨병에서 멀어질 수 있다.

인체의 면역력은 놀라울 정도로 강하다. 20년 동안 당뇨병의 고통 속에서 살아온 환자도 면역력이 되살아날 수 있는 환경만 만들어지면 다시 원래의 왕성했던 힘을 되살려 빠르게 당뇨병으로부터 몸을 구해낼 수 있다. 한의학 치료라면 충분히 가능한 일이다.

공복 혈당과 식후 혈당, 어느 것이 더 중요할까?

치료 사례를 본격적으로 알아보기 전에 '공복 혈당'과 '식후 2시간 혈당'에 대해서 알아둘 필요가 있다. 공복 혈당과 식후 2시간 혈당은 당뇨병 진단을 위한 검사 기준이다.

공복 혈당은 당뇨병 전 단계인지, 이미 당뇨병으로 접어들었는지를 판단할 때 매우 중요한 의미가 있다. 당뇨병 전 단계에 접어들면 가장 먼저 공복 혈당에 이상이 나타난다. 특히 아침 공복 혈당은 하루 중 3분의 1이라는 긴 시간 동안의 혈당 상태를 말해주기 때문에 더 중요하게 여긴다.

공복 혈당을 범위 내로 조절하는 것도 어렵지만 인슐린 분비에 문제가 생긴 사람들에게 식후 혈당을 조절하는 일은 더 어렵다. 식후에는 일반적으로 하루 중 혈당이 가장 많이 올라가기 때문이다. 그래서 이 책에 소개한 환자들을 치료할 때 주로 식후 혈당을 관찰했다.

● 치료 사례 1 》 **식후 혈당 460mg/dℓ에서 190mg/dℓ로, 3개월 만에 기적을 이루다**

"당뇨병으로 생긴 거의 모든 증상이
3개월 만에 사라졌습니다"

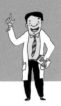

이전호 씨(가명, 남, 50대 후반)는 30대 초반에 사업을 시작했다. 사업 초기에는 승승장구했지만, 30대 중반에 회사가 부도나면서 갖은 고생을 했다. 그런데 40대가 되면서 몸 여기저기에 다양한 증상들이 나타났다. 별일 아니라고 생각하며 살았는데 40대 중반에 쓰러지고 말았다. 검진을 해보니 식후 혈당이 460mg/dℓ였다. 그 후로 고혈압, 지방간, 시력 저하, 말초혈관 병증 등 다양한 질병으로 고생을 했다.

그는 전형적인 상소 증상을 보였다. 갈증을 느끼고 소변을 자주 보고 만성피로로 힘들어했다. 특히 권태감은 그를 우울하게 만들었다. 이 외에 구취, 잇몸 출혈, 두통, 불안, 신경질, 복부 팽만감, 야뇨증, 어깨·허리·무릎 관절통, 하지 말초 장애로 각종 신경통을 겪었다.

그에게는 다음과 같은 치료를 적용했다.

● **한약 요법:** 심장과 폐의 기능을 활성화하는 가미소요산에 청심연자음, 천왕보심단, 귀비탕, 온담탕, 자음강화탕을 처방했다.

● **침 요법:** 당뇨 상통침법으로 심경-담경, 심포경-위경, 폐경-방광경을 소통하게 해 심장과 심포 기능을 활성화했다. 웅담사향약침과 매선침을 병행했다.

- **뜸 요법:** 누운 상태에서 하복부의 전중혈과 거궐혈에, 앉은 상태에서는 백회혈과 용천혈에 간접뜸을 시술했다.

- **부항 요법:** 심·심포·폐 배수혈, 전중혈, 거궐혈, 백회혈, 대추혈에 수시로 사혈을 했다.

- **수소 요법:** 수소 발생기를 통해서 아침, 저녁으로 수소를 코로 흡입하게 했다.

- **식사 요법:** 당뇨식을 하고, 맑아지는 피엔발효주스를 매일 2회(아침, 저녁 식사 전 공복에) 복용했다.

호전 증상은 10일 후부터 나타났다. 밤에 잠을 잘 자기 시작하면서 피로감이 줄어들었고, 마음이 안정되면서 식후 혈당도 조금씩 떨어졌다. 20일 이후에는 피로감이 상당히 사라졌고, 불면 증상이 개선되었다. 두통이 사라지고 소화가 잘되는 것은 물론 허리·어깨·무릎 관절의 통증도 눈에 띄게 개선되었다. 갈증도 점점 줄었고, 식후 혈당이 350mg/dℓ로 떨어졌다.

1개월 후부터는 가슴의 답답함이 사라지고 구취와 잇몸 출혈도 줄어들었으며, 복부 팽만감이 사라졌다. 배변이 정상화되면서 체력도 좋아졌다. 이때 식후 혈당이 290mg/dℓ로 낮아지면서 상태가 호전됐다.

3개월 후에는 그동안 몸에서 느꼈던 불편한 증상들이 거의 사라졌으며, 식후 혈당이 190mg/dℓ로 정상으로 돌아왔다.

● **치료 사례 2** 》 당뇨병 10년, 한의학 치료 3개월 만에 혈당이 정상화되다!

"무기력과 우울 증상까지 한꺼번에 날아갔습니다"

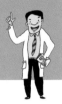

60대 후반임에도 여전히 기업가로서 왕성히 활동하는 강지훈 씨(가명, 남, 68세)는 10년 전에 당뇨병 진단을 받았다. 회사를 키우는 과정에서 투자하는 만큼 수입이 늘지 않자 자금 사정은 어려워졌고 회사 관계자들과도 갈등이 심해지면서 받는 스트레스가 이만저만이 아니었다.

그런데 어느 날부터 울화가 느껴졌고, 아침에 일어나면 목이 아플 정도로 갈증이 심했다. 계속해서 물을 마셔도 목이 말라서 그는 혹시나 하는 마음에 병원을 찾았다. 검진을 해보니 식후 혈당 370mg/㎗, 당화혈색소 8%였다. 이후로 당뇨약을 복용하기 시작했다. 하지만 매사에 무기력한 것을 넘어 우울증까지 생겼고 불면의 밤이 이어졌다. 그렇게 10년을 살았다.

특히 머리가 계속 아팠다. 어지럼증도 있고, 자면서는 꿈을 많이 꿔서 숙면을 하지 못했다. 피로감은 해소되지 않았고, 정서적으로 불안한 데다 소화도 잘 안 됐다. 특히 유두 사이에 위치한 전중혈이 아프고 뻐근한 것은 물론 가슴에서 열이 수시로 올랐고, 어깨와 목이 아팠다. 증상이 매우 심각해 다음과 같은 종합적인 처방을 했다.

● **한약 요법:** 심장과 폐의 기능을 활성화하는 천왕보심단, 귀비탕, 온담탕, 자음강화탕을 처방했다.

- **침 요법:** 당뇨 상통침법으로 심경–담경, 심포경–위경, 폐경–방광경이 소통할 수 있도록 해 심장과 폐의 기능을 활성화했다. 웅담사향약침과 매선침을 병행했다.

- **뜸 요법:** 누워서는 하복부의 전중혈과 거궐혈에, 앉아서는 백회혈와 용천혈에 간접뜸을 시술했다.

- **부항 요법:** 심·심포·폐 배수혈, 전중혈, 거궐혈, 백회혈, 대추혈에 수시로 사혈을 했다.

- **수소 요법:** 수소 발생기를 통해서 아침, 저녁으로 수소를 코로 흡입하게 했다.

- **식사 요법:** 당뇨식을 하고, 맑아지는 피엔발효주스를 매일 2회(아침, 저녁 식사 전 공복에) 복용했다.

종합적인 치료를 시작하고 10일 뒤부터 효과가 나타나기 시작했다. 예전보다 훨씬 잠을 잘 잤으며 마음이 편안해진 것은 물론, 피로가 덜하고 식후 혈당도 조금씩 떨어지기 시작했다. 20일 이후부터는 불면과 두통이 완전히 사라지고 소화가 잘되는 것은 물론, 물을 마시는 증상 역시 현저하게 개선됐다. 식후 혈당도 330mg/dℓ로 떨어졌다.

1개월 후에는 증상이 더욱 호전됐다. 답답했던 가슴이 시원해지고, 정서적으로 안정감을 느꼈다. 병원에서 처방해준 당뇨약을 줄였음에도 불구하고 식후 혈당이 270mg/dℓ 전후로 떨어졌다. 3개월간 꾸준하게 치료하자 자각증상이 거의 사라지고 식후 혈당이 160mg/dℓ로 완전히 정상화됐다.

강지훈 씨는 지난 10년간 당뇨병으로 고통받은 것이 '악몽' 같았다고 했다. 3개월 만에 치료될 수 있었던 병을 10년 동안 고통스럽게 안고 살았다고 생각하면 억울하다고 했다. 지금은 다시 사업에 매진하며 활력 넘치는 생활을 하고 있다.

● **치료 사례 3** ≫ **당뇨병 15년, 6개월 만에 식후 혈당이 130mg/dℓ로 내려가다!**

- -

"10일 만에 효과가 나타나다니… 이렇게 확실한 치료법이 있을까요?"

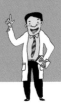

성직자인 조태현 씨(가명, 남, 58세)는 그동안 혈압약, 고지혈증약, 당뇨약을 복용해왔다. 당뇨약은 15년째 먹고 있다고 했다.

조 씨는 원래 성격이 온순하고 내성적이며 조용한 편이었다. 부부 사이도 거의 갈등이 없을 정도로 좋았다. 하지만 아내가 변하면서 불행이 시작됐다. 아내가 갱년기를 맞으면서 자기주장이 강해진 것은 물론 남편인 조 씨에게 따지고 대드는 일이 잦아졌다. 결국 조 씨는 울화가 생겼고, 건강 검진에서 식후 혈당 300mg/dℓ로 당뇨병 진단을 받았다.

8년 전부터는 혈압약, 5년 전부터는 고지혈증약도 함께 복용해왔는데 약을 먹으면 손발이 저리고 머리가 무거웠다. 기억력도 떨어지는 것이 느껴졌다. 근육의 힘이 빠지고 관절에도 무리가 생겨 걷는 것이 고통스러울 때도 있었다. 결국 고통을 참지 못하고 근본 치료를 위해 한의원을 찾았다.

일상에서 보이는 조 씨의 증상은 매우 심각했다. 갈증이 심해 물을 많이 마셨고, 앉았다가 일어나면 심하게 어지러웠고, 늘 피로하고 건망증도 심했다. 자는 동안 꿈을 많이 꾸다 보니 숙면을 취하지 못했고, 건조증이 생겨 온몸이 가렵다고 했다. 혓바닥 역시 붉게 갈라져 있었으며, 소변은 붉은색을 띠고 소변을 봐도 시원하지 않았다. 조 씨에게는 다음과 같이 처방했다.

- **한약 요법:** 울화를 없애기 위해 가미소요산, 청심연자음, 자음강화탕을 처방했다.

- **침 요법:** 당뇨 상통침법으로 심경–담경, 심포경–위경을 소통하게 해 심장과 심포 기능을 활성화했다. 웅담사향약침과 매선침을 병행했다.

- **뜸 요법:** 누워서는 하복부의 전중혈과 거궐혈에, 앉아서는 백회혈와 용천혈에 간접뜸을 시술했다.

- **부항 요법:** 심·심포·폐 배수혈, 전중혈, 거궐혈, 백회혈, 대추혈에 수시로 사혈을 했다.

- **수소 요법:** 수소 발생기를 통해서 아침, 저녁으로 수소를 코로 흡입하게 했다.

- **식사 요법:** 당뇨식을 하고, 맑아지는 피엔발효주스를 매일 2회(아침, 저녁 식사 전 공복에) 복용했다.

치료를 시작한 지 10일 이후부터는 갈증이 조금씩 줄어들고, 수면 상태도 좋아졌다. 20일이 지나서는 가려움증이 덜해지고 어지럼증이 호전된 것은 물론 식후 혈당이 270mg/dℓ로 떨어졌다. 1개월 후부터는 숙면에 빠져들면서 피로가 덜하고 머리가 맑아졌으며, 식후 혈당이 230mg/dℓ 전후로 더욱 안정화됐다. 그리고 당뇨약을 줄일 수 있었다. 6개월이 지나자 더 이상 갈증이 나지 않았고, 온몸의 기능이 좋아져서 불편한 증상도 거의 사라졌다. 식후 혈당은 130mg/dℓ로 완전히 정상화됐다.

이렇게 몸이 좋아지자 마음이 편해졌으며, 그때부터는 아내와의 관계도 조금씩 나아졌다고 한다.

● **치료 사례 1** 〉〉 15년 된 당뇨병, 당뇨약 끊고 식후 혈당 120mg/dℓ가 되다

"술과 고기로 망가졌던 몸, 이제 아침의 개운함이 기다려집니다"

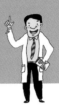

식품 제조회사를 운영하는 조금배 씨(가명, 남, 60대 중반)는 무려 15년 동안이나 당뇨병으로 고생했다. 15년 전의 식후 혈당은 350mg/dℓ였는데 체질적으로 비장과 위, 소장, 대장이 좋지 않은데도 음식을 급하게 먹는 데다 배가 부를 때까지 먹는 습관이 있었다. 매일 고기와 술을 먹다 보니 소화가 잘 안 되고 배에 가스가 차고 변비가 심해서 정상적인 생활을 하기가 힘들 정도였다. 방귀 냄새도 지독했다.

소화불량 이외에도 가래와 마른기침 증상이 있었고, 머리가 항상 무거웠다. 아침에 일어나면 손이 저리고, 얼굴이 자주 붇고, 입이 마르고, 소변을 봐도 시원하지 않았다. 무릎과 허리도 늘 아팠다.

- ● **한약 요법:** 위와 소장과 대장을 소통시키고 보강하기 위해 곽향정기산, 평위산, 사군자탕을 처방했다.

- ● **침 요법:** 당뇨 상통침법으로 위와 소장과 대장을 소통시키기 위해 비경−소장경, 간경−대장경을 소통시키고, 웅담사향약침과 봉독약침으로 하복부에 자침을 하고, 매선침을 병행했다.

- ● **뜸 요법:** 누운 상태에서 상복부의 중완혈·상완혈·천추혈에, 앉아서는 백회혈와 용천혈에 간접뜸을 시술했다.

- **부항 요법:** 간·담(쓸개)·비장·위 배수혈에 수시로 사혈을 했다.

- **수소 요법:** 수소 발생기로 아침, 저녁에 수소를 코로 흡입하게 했다.

- **식사 요법:** 당뇨식을 하고, 맑아지는 피엔발효주스를 매일 3회(아침, 점심, 저녁 식사 전 공복에) 복용했다.

- **기타 요법:** 저녁마다 반신욕을 해서 피로를 풀고 휴식을 취했다.

치료를 시작하고 10일 이후부터 소화가 잘되기 시작했으며 변비가 개선됐다. 1개월 정도가 지나자 가래가 잦아들고 기침도 줄었으며, 아침에 상쾌하게 일어났고 얼굴도 덜 부었다. 식후 혈당은 270mg/dℓ로 낮아졌다.

6개월 정도 치료하자 당뇨약을 끊고도 식후 혈당은 120mg/dℓ로 줄어들었다.

● **치료 사례 2** 》 30년간 매일 소주에 당뇨약을 먹었지만 지금은 완치됐다!

"몸이 가벼워지고, 당뇨약을 더 이상
안 먹어도 되니 기분이 날아갈 것 같습니다"

중소기업 사장인 염진현 씨(가명, 남, 59세)는 체질적으로 소화기관이 약했음에도 불구하고 술을 무척 좋아해 자주 마셨다. 밖에서 사람을 만날 때도, 집에서 식사를 할 때도 거의 매일 소주 한 병씩 30년을 마셔왔다. 성격이 차분하고 철저하고 침착하며 혼자 있기를 좋아해 '혼술'도 마다하지 않았다. 10년 전 병원에서 측정한 식후 혈당이 300mg/dℓ였고, 당뇨병과 지방간이 동시에 왔다는 이야기를 들었다. 그 후 두 가지가 넘는 당뇨약을 복용해왔다.

염 씨는 몸이 항상 무겁고 무기력함을 느껴왔다. 늘 피곤했고, 식욕이 없고 소화도 잘되지 않았다. 아랫배에 가스가 차고 변비도 심했다. 가끔 상복부와 하복부에 통증을 느꼈는데, 명치부터 늑골 아래까지 심해지기도 했다. 입이 자주 마르는 것은 물론 구역질도 자주 있었고, 항상 구름이 낀 것 같이 머리가 무거웠다. 기름진 음식을 많이 먹다 보니 복부비만도 있었다.

● **한약 요법:** 변비와 아랫배의 가스, 복부비만을 개선하기 위해 대시호탕, 방풍통성산, 평위산, 사군자탕을 가감 처방했다.

● **침 요법:** 당뇨 상통침법으로 비경−소장경, 심포경−위경, 간경−대장경을 소통하게 해 하복부의 냉기를 없앴다. 웅담사향약침과 봉독약침으로 하복부에 자침을 했다. 매선침을 병행했다.

- **뜸 요법:** 누운 상태에서 상복부의 중완혈·상완혈·천추혈에, 앉아서는 백회혈과 용천혈에 간접뜸을 시술했다.

- **부항 요법:** 간·담(쓸개)·비장·위 배수혈에 수시로 사혈을 했다.

- **수소 요법:** 수소 발생기로 아침, 저녁에 수소를 코로 흡입하게 했다.

- **식사 요법:** 소식을 하되, 당뇨식을 중심으로 식사를 하도록 했다. 맑아지는 피엔발효주스를 매일 2회(아침, 저녁 식사 전 공복에) 복용했다.

- **기타 요법:** 저녁마다 반신욕을 해서 피로를 풀고 휴식을 취했다.

　치료를 시작하고 10일 후부터는 체하는 증상이 조금 나아졌고, 소화 기능이 좋아지면서 아랫배에 가스가 덜 찼다. 20일이 지나고부터는 변비가 사라지더니 입이 덜 마르고 복부의 통증도 줄어들면서 머리가 맑아졌다. 식후 혈당은 250mg/dℓ로 낮아졌다.

　1개월 이후부터는 소화 기능과 배변이 정상화되면서 편안해졌고, 구역감이 줄어드는 것은 물론 피로를 덜 느꼈고 몸이 가벼워졌다. 삶의 의욕을 되찾으면서 식후 혈당이 210mg/dℓ로 낮아졌다. 3개월 후엔 당뇨약을 완전히 끊고도 식후 혈당은 195mg/dℓ로 안정됐다.

● **치료 사례 3** ≫ 500mg/dℓ였던 식후 혈당, 8개월 만에 190mg/dℓ가 되다!

"뇌경색과 안면 마비까지 왔었지만 지금은 매일매일이 행복합니다"

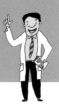

화가인 조남국 씨(가명, 남, 77세)는 성격이 상당히 급하고 다혈질이다. 나이가 들면서 성격 탓에 울화가 생겼는데, 스트레스가 생기면 반드시 음식을 먹어야 했다. 어릴 때부터 식탐이 있어서 음식을 많이 먹는 것은 물론 한번 음식을 먹으면 말 그대로 '배가 터지도록' 먹어야 직성이 풀렸다. 간식과 야식까지 즐겼다. 그런데 나이가 들면서 소화 기능이 급격하게 떨어졌고 복통도 자주 있었다. 뇌경색까지 발병하면서 식후 혈당은 500mg/dℓ를 넘어섰다. 당뇨약을 먹은 지 20년이나 됐으며, 그간 안면 마비 증상이 두 번 발생했고 그 후유증으로 수족 마비 증상이 남아 있었다.

조 씨를 처음 만났을 때 정서가 매우 불안했고, 열이 머리로 올라 만성두통과 이명증, 어지럼증이 심했다. 몸이 자주 부었고, 입이 마르고 신물이 올라오는 등 역류성 식도염으로 고생을 하고 있었다. 위산이 과다 분비되어 복통을 자주 느꼈고, 하복부가 냉하고 복부비만도 심했다. 변비, 피부 알레르기, 건조증도 있었다.

● **한약 요법:** 위장과 소장, 대장의 기능을 향상시키고 변비로 생긴 하복부의 독소를 제거하기 위해 곽향정기산, 대시호탕, 방풍통성산, 평위산을 가감 처방했다.

● **침 요법:** 당뇨 상통침법으로 비경-소장경, 심포경-위경, 간경-대장경을 소통하게 해

하복부의 위와 소장, 대장을 소통시켰고, 웅담사향약침과 봉독약침으로 하복부에 자침을 했다. 매선침 치료를 병행했다.

- **뜸 요법:** 누운 상태에서 상복부의 중완혈·상완혈·천추혈에, 앉아서는 백회혈과 용천혈에 간접뜸을 시술했다.

- **부항 요법:** 간·담(쓸개)·비장·위 배수혈에 수시로 사혈을 했다.

- **수소 요법:** 수소 발생기로 아침, 저녁에 수소를 코로 흡입하게 했다.

- **식사 요법:** 규칙적으로 소식을 하되, 당뇨식을 중심으로 식사를 하도록 했다. 맑아지는 피엔발효주스를 매일 3회(아침, 점심, 저녁 식사 전 공복에) 복용했다.

- **기타 요법:** 저녁마다 반신욕을 해서 피로를 풀고 휴식을 취했다.

워낙 몸 상태가 나빴기 때문에 3개월 동안 꾸준히 치료를 했다. 그 결과 소화 기능이 개선되면서 체기가 줄어들고 부기가 서서히 빠졌다. 변비가 개선되니 아랫배에 가스가 덜 차고 식후 혈당이 380mg/dℓ로 낮아졌다.

5개월 이후부터는 신물이 올라오는 역류성 식도염과 속이 쓰린 증상이 개선됐고, 식사 조절을 하면서 전반적으로 몸이 가벼워졌다. 입도 덜 마르고 두통도 줄어들면서 식후 혈당이 270mg/dℓ까지 내려왔다. 8개월부터는 정서적으로 안정되고, 만성두통이 사라지고 이명증과 어지럼증도 개선됐다. 몸도 붓지 않고 입도 마르지 않았다. 이후 피부 알레르기와 건조증도 덜해졌다. 식후 혈당은 190mg/dℓ까지 떨어져 완전히 정상화됐다.

당뇨병을 한의학으로 치료하면 비록 시간이 걸릴지언정 반드시 낫는다. 시간이 걸리는 이유는 몸의 면역체계를 되살려내는 근본 치료를 하기 때문이다. 하지만 당뇨약은 순간적으로 혈당을 내릴 수는 있어도 근본 원인을 치료하지 못하기 때문에 언제든 다시 위험해질 수 있다.

하소
[다뇨증] 한의학으로 분류한 당뇨병 유형

● **치료 사례 1** 》 **20년 된 당뇨병이 3개월 만에 완치되다!**
- -
"꿀잠 자는 행복, 이제야 느낍니다"

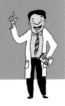

벤처기업가 박선호 씨(가명, 남, 59세)가 당뇨병에 걸린 것은 20년 전의 일이다. 벤처기업을 창업해 밤낮없이 일하고, 늦게까지 사람들을 만나는 경우가 많았다. 사람들을 만나지 않을 때는 연구를 하면서 밤을 새우는 일이 잦아 수면 시간은 늘 불규칙했다. 게다가 운동을 안 하니 살이 점점 쪘고, 만성피로로 고통을 받았지만 제대로 쉬지 못했다.

그러다가 밤이나 낮이나 소변을 자주 보고 몸이 더는 견딜 수 없다고 생각해 병원을 가니 식후 혈당이 300mg/㎗ 이상으로 나왔다. 그때부터 약 20년간 당뇨약을 먹어왔다. 그러나 당뇨약을 먹은 뒤로 편두통을 겪었고, 아무리 잠을 자도 피로가 풀리지 않았다. 또 자는 동안 꿈에 시달리고, 항상 하복부가 냉하고 양기가 떨어졌다. 변비와 설사가 반복되기도 했다.

그에게는 다음과 같이 처방했다.

● **한약 요법:** 만성피로로 원기가 많이 소모되었기 때문에 원기를 생성하기 위해 육미지황탕, 녹용대보탕을 처방했다.

● **침 요법:** 당뇨 상통침법으로 신경-삼초경, 폐경-방광경을 소통하게 해 원기 생성을 도왔으며, 웅담사향약침과 봉독약침으로 하복부에 자침을 놓았다. 매선침을 병행했다.

- **뜸 요법:** 누워서는 하복부의 관원혈과 기해혈에, 앉아서는 백회혈와 용천혈에 간접뜸을 시술했다.

- **부항 요법:** 심·심포·폐 배수혈, 전중혈, 거궐혈, 백회혈, 대추혈에 수시로 사혈을 했다.

- **수소 요법:** 수소 발생기를 통해서 아침, 저녁으로 수소를 코로 흡입하게 했다.

- **식사 요법:** 당뇨식을 하고, 맑아지는 피엔발효주스를 매일 3회(아침, 점심, 저녁 식사 전 공복에) 복용했다.

- **기타 요법:** 저녁마다 반신욕을 해서 피로를 풀고 휴식을 취했다.

치료를 시작한 지 20일이 되자 숙면을 하면서 피로와 편두통이 줄어들었다. 식후 혈당은 280mg/dℓ로 떨어졌다. 1개월 후부터는 숙면을 하면서 꿈을 덜 꾸었고, 배변이 좋아졌으며, 피로는 물론 편두통도 거의 사라졌다. 식후 혈당은 더 떨어져 250mg/dℓ 전후가 되었다.

3개월 뒤에는 소변이 완전히 정상으로 돌아왔고 편두통, 수면 문제, 피로감이 거의 회복됐으며, 머리가 맑아지고 불편한 증상이 거의 사라졌다. 식후 혈당은 170mg/dℓ로 정상 범위가 되었다.

● 치료 사례 2 》 400mg/dℓ를 넘었던 식후 혈당, 당뇨약 끊고 190mg/dℓ로 되다!

"손발 저림과 복부 통증에서 해방되어
맘껏 활동합니다!"

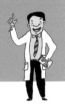

교수이자 연구소 소장인 남정인 씨(가명, 남, 57세)는 매일같이 밤늦게까지 연구에 몰두하고, 해외 출장도 매우 잦았다. 그렇다 보니 수면 시간이 부족한 데다 불규칙할 수밖에 없었다. 운동도 거의 하지 못해 복부에 살이 많이 붙었고, 늘 피로를 안고 살았다. 그러다 소변 보는 횟수가 너무 잦아서 병원을 찾았더니 식후 혈당이 400mg/dℓ를 넘었다. 그때부터 두 가지 당뇨약을 15년째 복용했다.

당뇨약을 먹는 동안 허리가 아프고 머리와 어깨가 무거운 것은 물론 다리에 저린 증상까지 나타났다. 아침에 일어나면 손이 저리고 얼굴이 붓고 설사를 자주 했다. 방귀도 자주 나왔고 복부 통증이 가끔 있어 위기감을 느끼고 한의원을 찾았다.

- **한약 요법:** 만성피로와 잦은 소변을 개선하기 위해 팔미지황탕, 녹용대보탕, 보중익기탕을 처방했다.

- **침 요법:** 당뇨 상통침법으로 신경-삼초경, 폐경-방광경을 소통하게 해 신장과 방광 기능을 보강했으며, 웅담사향약침과 봉독약침으로 하복부에 자침을 했다. 매선침을 병행했다.

- **뜸 요법:** 누운 상태에서 하복부의 관원혈과 기해혈에, 앉은 상태에서는 백회혈와 용천혈에 간접뜸 시술을 했다.

- **부항 요법:** 심·심포·폐 배수혈, 전중혈, 거궐혈, 백회혈, 대추혈에 수시로 사혈을 했다.

- **수소 요법:** 수소 발생기를 통해서 아침, 저녁으로 수소를 코로 흡입하게 했다.

- **식사 요법:** 당뇨식을 하고, 맑아지는 피엔발효주스를 매일 2회(아침, 저녁 식사 전 공복에) 복용했다.

- **기타 요법:** 저녁마다 반신욕을 해서 피로를 풀고 휴식을 취했다.

 본격적인 치료를 시작하고 10일째 되는 날부터 손이 저리고 얼굴이 붇는 증상이 호전되었고, 20일 후부터는 피로가 덜한 것은 물론 소변과 대변이 모두 시원하게 나왔으며, 식후 혈당이 320mg/dℓ로 낮아졌다.

 1개월 후 피로감은 현저하게 줄어들었고 아랫배가 따뜻해지는 것은 물론 소변과 대변을 정상적으로 배설했으며, 식후 혈당이 260mg/dℓ로 안정됐다.

 3개월 후에는 두 가지 당뇨약을 완전히 끊을 수 있었으며, 식후 혈당이 190mg/dℓ로 정상 범위가 되었다. 이후 남정인 씨는 연구 활동에 더욱 몰입할 수 있었고, 해외 출장을 가서도 시차 적응이 훨씬 쉬워졌다고 한다.

● 치료 사례 3 》 약했던 신장 기능이 회복되고, 7년 된 당뇨병에서 벗어나다!

"한 달 만에 피로가 사라지고
머리가 맑아졌습니다"

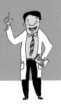

은행지점장이었던 백현호 씨(가명, 남, 60세)는 7년 전에 명예퇴직을 하고 고기집을 개업했다. 가게 자리가 좋고 고기가 맛있다는 소문도 나면서 장사가 잘되었다. 돈 버는 재미에 푹 빠져 몸이 힘들어도 밤낮없이 일에 매달렸다. 하지만 밤늦게까지 영업을 하다 보니 늘 수면 시간이 부족했고 허리와 무릎에 통증이 생기기 시작했다. 소변도 자주 봤다. 병원에 갔더니 식후 혈당이 350mg/dℓ까지 올라간 상태였다. 결국 두 가지 당뇨약을 복용하면서 7년을 버텨왔다.

백 씨는 신장이 약한 체질로 태어났다. 여기에 수면 부족과 과로가 겹치면서 신장이 더 약해지고 방광까지 나빠지면서 당뇨병이 생겼다고 볼 수 있다. 자면서 식은땀을 흘리는 경우가 많았고, 귀에서는 이명증이 나타났다. 또 머리와 어깨가 무거우면서 아팠고, 눈이 충혈되고, 잠을 자도 피로가 풀리지 않고, 하복부가 냉하면서 설사와 방귀가 자주 나왔다.

● **한약 요법:** 신장의 기능을 좋게 하는 신기환을 처방하고 보중익기탕, 육미지황탕을 가감했다.

● **침 요법:** 당뇨 상통침법으로 신경-삼초경, 폐경-방광경을 소통하게 해 하복부의 원기를 활성화했으며, 웅담사향약침과 봉독약침으로 하복부에 자침했다. 매선침을 병행했다.

- **뜸 요법:** 누운 상태에서 하복부의 관원혈과 기해혈에, 앉은 상태에서는 백회혈와 용천혈에 간접뜸을 시술했다.

- **부항 요법:** 심·심포·폐 배수혈, 전중혈, 거궐혈, 백회혈, 대추혈에 수시로 사혈을 했다.

- **수소 요법:** 수소 발생기를 통해서 아침, 저녁으로 수소를 코로 흡입하게 했다.

- **식사 요법:** 당뇨식을 하고, 맑아지는 피엔발효주스를 매일 3회(아침, 점심, 저녁 식사 전 공복에) 복용했다.

- **기타 요법:** 저녁마다 반신욕을 해서 피로를 풀고 휴식을 취했다.

치료를 시작하고 10일이 지나면서 피로가 조금씩 풀리더니 머리가 맑아지고 잠자기가 훨씬 수월해졌다. 20일이 지나자 숙면을 할 수 있었고, 피로가 덜하고, 소변 횟수도 줄어들었다. 자면서 더 이상 식은땀을 흘리지 않게 되었고, 눈의 충혈도 상당수 사라졌다. 식후 혈당이 290mg/dl로 내려갔다.

1개월이 지나자 피로가 거의 사라지고, 양기가 좋아지는 것은 물론 소변과 대변의 배설도 개선되었다. 식후 혈당은 250mg/dl로 더욱 낮아졌다. 3개월 정도 치료하자 당뇨약을 완전히 끊고도 식후 혈당은 150mg/dl로 안정됐다.

당뇨병을 한의학으로 치료하다 보면 누구나 몸이 전반적으로 개선되는 느낌을 받는다. 즉 혈당만 낮아지는 것이 아니라 몸의 불편했던 증상 대부분이 사라진다. 이는 한의학 치료가 인체를 전반적으로 진단해 약한 부분을 보강하고 근본 원인을 치료하기 때문이다.

● **치료 사례 1** 》》 **15년간 먹던 당뇨약도 끊고 당뇨발도 낫고!**

"발을 잘라야 했던 위기, 한의학 치료로 다시 건강해졌습니다"

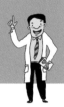

박정진 씨(가명, 남, 70대 후반)는 경제적으로 여유가 있어서 큰 걱정 없이 살았다. 다만 15년 전에 당뇨병으로 진단받고 당뇨약을 복용하며 관리를 꾸준히 해왔다. 그런데 나이가 들어 노화가 시작되면서 다리 힘이 조금씩 빠지더니 다리가 붓고 발가락과 발바닥 전체가 아파서 걷는 것이 적잖이 불편했다. 병원에 가봤지만 증상은 더욱 악화되었다. 한의원을 방문하기 전에 들른 병원에서는 "발로 가는 혈관이 막혀서 혈액이 잘 돌지 않고 말초혈관이 막혀서 발가락이 썩으려고 한다. 좀 더 악화되면 결국 발을 절단해야 한다"는 이야기를 들었다. 충격을 받은 박 씨는 지난 15년 동안 병원을 믿고 열심히 당뇨약을 먹은 결과가 고작 이것뿐이냐며 의사들을 한없이 원망했다.

박 씨의 경우 노화로 혈관이 경화되고 혈액이 탁해져서 다리에 통증이 생겼고 우측 발가락이 괴사하기에 이르렀다. 우선 체력적으로 너무 약해서 체력과 기혈을 보강하는 것이 급선무였다.

● **한약 요법:** 기혈의 소통을 위해 사육탕+녹용, 십전대보탕을 동시에 처방했다.

● **침 요법:** 발에 집중적으로 문제가 생겼다는 점을 감안해 당뇨 상통침법으로 비경−소장경, 간경−대장경, 신경−삼초경, 폐경−방광경을 소통하도록 했다. 웅담사향약침과 봉독약침으로 환부와 하복부에 자침을 하고, 매선침을 병행했다.

- **뜸 요법:** 누운 상태에서 하복부의 관원혈·기해혈·대추혈에, 앉은 상태에서 백회혈과 용천혈에 간접뜸을 시술했다.

- **부항 요법:** 삼초·신장·대장·소장·방광 배수혈에 수시로 사혈을 했다.

- **수소 요법:** 수소 발생기로 아침, 저녁에 수소를 코로 흡입하게 했다.

- **식사 요법:** 당뇨식을 하고, 맑아지는 피엔발효주스를 매일 3회(아침, 점심, 저녁 식사 전 공복에) 복용했다.

- **기타 요법:** 저녁마다 반신욕을 해서 피로를 풀고 휴식을 취했다.

 기혈 보강에 좋은 보약을 복용하고 3주 정도가 지나자 체력이 회복되기 시작했으며 다리의 통증도 약간씩 줄어들고 다리에 힘도 생겼다. 오랜 당뇨약의 복용으로 간과 신장의 기능이 저하되어 있었기 때문에 간과 신장을 보강하는 한약을 3주간 복용하도록 했다. 또 전신의 혈액을 해독하고 혈관을 건강하게 하는 침과 약침, 매선침을 시술하고 매일 하복부에 뜸을 놓고, 수소 발생기로 수소를 아침, 저녁으로 흡입하게 했다. 이렇게 3개월 동안 치료를 하니 식후 혈당이 200mg/dℓ로 떨어졌고, 5개월 정도 지나서 당뇨약을 끊었다.

 당뇨발은 우측 발가락 10군데에 웅담사향약침을 1주에 5회씩 시술하고, 봉독약침을 3일에 1회씩 시술했다. 잘 회복되어 수술하지 않고 다시 건강하게 생활하고 있다.

● 치료 사례 2 》 심각한 당뇨병과 성중독 증상이 정상으로 회복되었다!

"과도한 성생활로 인한 당뇨병에서
드디어 벗어났습니다"

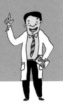

정훈석 씨(가명, 남, 57세)는 매일 성생활을 하지 않으면 잠을 못 자는 성중독 증상이 있었다. 어느 날 정기 검진을 위해 병원을 찾고는 심한 당뇨병이 있음을 알고 당뇨약을 먹기 시작했지만, 몸이 무겁고 무기력증이 나타나 정상적인 생활이 거의 불가능했다. 그에게는 다음과 같이 치료를 실시했다.

- **한약 요법:** 신장을 보강하는 녹용대보탕, 신기환을 처방했다.

- **침 요법:** 당뇨 상통침법으로 간경-대장경, 신경-삼초경을 소통하게 해 신장과 간을 보강했다. 웅담사향약침과 매선침을 병행했다.

- **뜸 요법:** 누운 상태에서 하복부의 관원혈·기해혈·대추혈에, 앉은 상태에서 백회혈과 용천혈에 간접뜸을 시술했다.

- **부항 요법:** 삼초·신장·대장·소장·방광 배수혈에 수시로 사혈을 했다.

- **수소 요법:** 수소 발생기로 아침, 저녁에 수소를 코로 흡입하게 했다.

- **식사 요법:** 당뇨식을 하고, 맑아지는 피엔발효주스를 매일 2회(아침, 저녁 식사 전 공복에) 복용했다.

- **기타 요법:** 성생활을 자제하도록 했다.

3개월 동안 치료를 하면서 성생활을 하지 않았더니 얼굴색이 좋아지고 몸도 가벼워졌으며 무기력증도 없어졌다. 300mg/dℓ가 넘었던 식후 혈당도 140mg/dℓ로 정상이 되었다. 하지만 앞으로도 성생활을 자제하지 않으면 다시 재발할 수 있음을 주지시켰다.

봄과 가을에 정기적으로 내원해 각종 한의학 치료를 받고 있으며, 생활습관을 잘 관리해서 혈당이 안정되고 몸도 가볍게 잘 지내고 있다.

● **치료 사례 3** 》 **피로감, 무기력, 잦은 성생활로 인한 당뇨병에서 해방되다!**

"성관계 시 출혈이 있었지만, 이제 다리에 힘도 생기고 정상적으로 생활합니다"

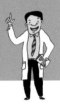

학원 대표인 박진석 씨(가명, 남, 50대 중반)는 성생활을 거의 중독 수준으로 좋아하는 데다 성생활을 통해 스트레스를 풀고 삶의 의미를 찾고 있었다. 3년 전에 당뇨병 진단을 받아 당뇨약을 복용하고 있었는데, 2개월 전부터 사정을 하면 정액에 피가 섞여 나오는 일이 잦았다.

그동안 당뇨약을 복용하면서 피로가 안 풀리고 하반신의 힘이 빠지는 증상을 경험했고, 허리와 다리가 아픈 것은 물론 살도 빠지고 삶의 의욕도 다소 저하됐다. 그럼에도 성생활만큼은 지속했다. 박 씨의 경우 잦은 성생활로 인해 신장과 간의 기능이 저하된 상태였으며, 건조한 상태에서 열이 발생해서 출혈이 생긴 것으로 진단됐다.

● **한약 요법:** 신장, 명문(오른쪽 콩팥)을 보강하는 녹용대보탕을 처방했다.

● **침 요법:** 당뇨 상통침법으로 신경-삼초경, 간경-대장경을 소통하게 해 신장과 간을 보강했다. 웅담사향약침과 매선침을 병행했다.

● **뜸 요법:** 누운 상태에서 하복부의 관원혈·기해혈에, 앉은 상태에서 백회혈과 용천혈에 간접뜸을 시술했다. 체온이 상승하고, 기혈이 보강되었다.

● **부항 요법:** 삼초·신장·대장·소장, 방광 배수혈에 수시로 사혈을 했다.

- **수소 요법:** 수소 발생기로 아침, 저녁에 수소를 코로 흡입하게 했다.

- **식사 요법:** 당뇨식을 하고, 맑아지는 피엔발효주스를 매일 2회(아침, 저녁 식사 전 공복에) 복용했다.

3개월간 성생활을 하지 않으면서 치료한 결과 피로가 덜하고, 다리에 힘도 생기고, 혈당도 110mg/㎗로 회복되었다.

이후에도 성생활을 조절하면서 건강을 지속적으로 관리하고 있으며, 당뇨약 은 완전히 끊었다.

● 치료 사례 4 》 산후조리를 제대로 못 해 생긴 당뇨병에서 벗어나다!

"당뇨약을 끊고 불편한 증상들이 완전히 사라졌습니다"

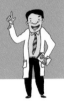

가정주부 황지선 씨(가명, 여, 58세)는 산후조리를 제대로 하지 못해 혈액순환에 문제가 생겼고, 15년 전에 당뇨병 진단을 받았다. 그녀는 선천적으로 기력이 약했을 뿐만 아니라 두 아이를 초겨울과 늦겨울에 각각 출산하면서 산후조리를 제대로 하지 못했다. 산후의 어혈을 없애지 않은 데다 기혈 부족까지 겹치면서 혈액순환 장애로 당뇨병이 생긴 경우였다. 온몸에 담이 생겨 결리고 무거웠으며, 관절에도 통증이 생겨 두 가지 이상의 당뇨약을 먹고 있었다.

겨울이 되면 증상이 더욱 악화되어 피부가 건조하고 입도 말랐으며 두통과 어지럼증, 요통, 무릎 및 어깨 관절통, 불면과 정서 불안 증세를 겪었다. 또 얼굴에 열이 오르고, 이명증이 있는가 하면, 변비, 냉증, 복부비만이 심했고 배에 자주 가스가 찼다.

- **한약 요법:** 산후 기혈을 보강하고 어혈을 없애는 수구쌍화탕, 도핵승기탕, 사육탕녹용을 처방했다.

- **침 요법:** 당뇨 상통침법으로 신경–삼초경, 간경–대장경을 소통하게 하는 동시에 웅담사향약침과 매선침 치료를 병행했다.

- **뜸 요법:** 누운 상태에서 하복부의 관원혈·기해혈·대추혈에, 앉은 상태에서 백회혈와 용천혈에 간접뜸을 시술했다.

- **부항 요법:** 삼초·신장·대장·소장·배수혈에 수시로 사혈을 했다.

- **수소 요법:** 수소 발생기로 아침, 저녁에 수소를 코로 흡입하게 했다.

- **식사 요법:** 당뇨식을 하고, 맑아지는 피엔발효주스를 매일 3회(아침, 점심, 저녁 식사 전 공복에) 복용했다.

　300mg/㎗였던 식후 혈당이 치료 5개월 만에 160mg/㎗가 되어 당뇨약을 끊을 수 있었으며, 불편해했던 증상이 거의 모두 사라졌다. 겨울 산후 부조리로 병이 생겼기 때문에 매년 겨울이 오기 전에 한의원에 내원해 1개월 분량의 한약을 복용하도록 처방하고, 다른 한의학 치료도 받으면서 몸을 잘 관리하고 있다.

● **치료 사례 5** 》 냉증으로 얻은 당뇨병, 10년의 고통에서 벗어나다!

"갱년기로 심해진 당뇨병,
이제 완전히 벗어났습니다"

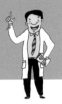

학교 교사였던 이지선 씨(가명, 여, 59세)는 젊었을 때부터 혈액순환에 문제가 있어서 손발과 아랫배가 차고 빈혈이 있었다. 힘들어도 보약을 먹으면서 잘 견뎠고, 두 아이도 무사히 출산했다. 그런데 50세 되던 해에 너무 추운 외국으로 여름휴가를 다녀오면서 몸이 상당히 안 좋아졌다. 추위 때문에 소화력이 약해졌고, 천식이 생겨 기침을 자주 했으며, 기력이 떨어졌다. 그럼에도 그럭저럭 견뎌왔던 그녀는 갱년기가 되면서 기존의 증상이 더욱 심해져 병원을 찾았다. 종합 검사를 통해 식후 혈당이 380mg/dℓ로 확인되어 당뇨병 진단을 받고 지난 10년간 두 가지 당뇨약을 복용했다.

● **한약 요법:** 냉증과 기력 저하에서 발생한 당뇨병이기 때문에 이중탕, 수구쌍화탕, 사육탕을 먹어 냉기를 없애고 기혈을 보강했다.

● **침 요법:** 당뇨 상통침법으로 신경-삼초경, 간경-대장경을 소통하게 했으며 웅담사향 약침과 매선침 치료를 병행했다.

● **뜸 요법:** 누운 상태에서 하복부의 관원혈·기해혈에, 앉은 상태에서 백회혈과 용천혈에 간접뜸을 시술했다. 체온이 상승하고, 기혈이 보강되었다.

● **부항 요법:** 삼초·신장·대장·소장 배수혈에 수시로 사혈을 했다.

- **수소 요법:** 수소 발생기로 아침, 저녁에 수소를 코로 흡입하게 했다.

- **식사 요법:** 당뇨식을 하고, 맑아지는 피엔발효주스를 매일 2회(아침, 저녁 식사 전 공복에) 복용했다.

- **기타 요법:** 아침, 저녁으로 반신욕을 해서 피로 회복과 체온 관리에 힘썼다.

치료 결과 식후 혈당이 150mg/dℓ 이하가 되어 당뇨약을 끊었다. 더불어 불편하게 느끼던 증상들이 많이 호전되었다. 겨울 냉기에 몸이 상했기 때문에 봄과 가을에 한의원에 내원해서 지속적으로 관리하고 있으며, 지금도 건강하게 잘 지내고 있다.

● **치료 사례 6** 》 **식이요법과 운동으로도 안 됐던 당뇨병, 한의학으로 정복하다!**

"미혼 때부터 시작된 지긋지긋한 냉증, 지금은 완전히 회복됐어요"

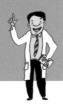

사업가인 강은미 씨(가명, 여, 63세)는 평소 체온이 35도로 낮은 편이었다. 자연히 손발이 차고, 하복부에도 냉증이 있었다. 냉기와 바람이 싫어서 여름에도 에어컨 바람이나 선풍기를 쐬지 못했다. 소화도 잘 안 됐다. 신경이 예민해서 주위 사람들과도 잘 어울리지 못해 인간관계로 인한 스트레스도 적지 않았다. 그러다 10년 전에 공복 혈당 180~200mg/dℓ, 식후 혈당 450mg/dℓ로 당뇨병 진단을 받고 3가지 당뇨약을 한꺼번에 복용해왔다. 스스로 혈당을 정상 범위로 되돌리기 위해 약을 먹으며 식이요법과 운동을 꾸준히 했지만 큰 효과를 보지 못했다.

그녀는 '체온을 올리면 당뇨병이 치료된다'는 이야기를 듣고 한의원을 찾았다.

- **한약 요법:** 저체온증과 복부 냉증이 있어서 이중탕, 보중익기탕, 사육탕을 가미한 처방을 했다.

- **침 요법:** 당뇨 상통침법으로 신경─삼초경, 심경─담경을 소통시키고 웅담사향약침과 매선침 치료를 병행했다.

- **뜸 요법:** 누운 상태에서 하복부의 관원혈·기해혈에, 앉은 상태에서 백회혈과 용천혈에 간접뜸을 시술했다.

- **부항 요법:** 간·담(쓸개)·비장·위 배수혈에 수시로 사혈을 했다.

- **수소 요법:** 수소 발생기로 아침, 저녁에 수소를 코로 흡입하게 했다.

- **식사 요법:** 당뇨식을 하고, 맑아지는 피엔발효주스를 매일 3회(아침, 점심, 저녁 식사 전 공복에) 복용했다.

- **기타 요법:** 아침, 저녁으로 반신욕을 해 체온 관리에 힘썼다.

치료를 시작한 지 20일 만에 체온은 36도로 올라갔고, 공복 혈당은 155mg/㎗로 측정됐다. 이때부터 당뇨약을 절반으로 줄였으며, 20일 후부터는 체온 36.3도에 공복 혈당 103mg/㎗를 기록하고, 60일 후에는 공복 혈당 84mg/㎗로 정상 수치를 회복했다. 기혈이 보강되었고, 냉증도 사라졌다.

이제는 당뇨약을 완전히 끊었으며 여전히 아침, 저녁으로 반신욕을 하고 낮에는 햇볕을 쐬고 10일에 한 번씩 한의원에 들러 당뇨 상통침법과 간접뜸 시술을 병행하며 건강을 유지하고 있다.

모두가 놀란
당뇨식+한의학 치료의 효과

당뇨식은 자연 그대로의 통곡물 10가지로 정성스럽게 만든 건강식이다. 영양이 균형 있게 들어 있어 부작용 없이 혈당을 내리고 인체를 정상으로 되돌리는 역할을 한다.

당뇨식의 효능을 알아보기 위해 서울을 비롯해 부산, 울산, 광주, 안성 등 6곳에서 당뇨병 환자 100여 명에게 1개월간 한약, 침, 뜸 등의 한의학 치료와 함께 당뇨식을 먹게 했더니 환자들의 증상이 90% 호전됐다. 한마디로 당뇨식을 병행한 한의학 치료는 '당뇨병을 잡는 특효약'이었다. 그중에서 몇몇 환자들의 치료 사례를 소개한다.

세상에는 '건강식'이라는 이름이 무척 많지만, 약효가 있는 건강식이 되기 위해서는 환자 개개인의 당뇨병 양상에 따른 진단과 처방이 함께 있어야만 한다. 게다가 나이에 따른 차별화된 영양 공급도 필요하다. 이런 사항들을 모두 고려해 10가지 통곡물을 조합한 당뇨식을 먹고 한의학 치료를 병행하자 혈당을 잡고 체질까지 개선하는 것은 사실 어려운 문제가 아니었다. 수많은 환자를 치료한 결과, 이를 분명하게 확신할 수 있었다.

10년간 앓던 당뇨병,
3개월 만에 낫다

조선주 씨(가명, 여, 62세)는 당뇨병에 대한 가족력이 있으며, 지난 2009년부터 당뇨병으로 진단받아 아침 식전과 저녁 식전에 당뇨약을 먹고, 인슐린(투제오, 에피드라)도 투여하고 있었다. 한의원을 찾기 전인 2019년 1월 당화혈색소는 9.1%였다. 혈당은 아침 7시에 158mg/dℓ, 낮 12시에 134mg/dℓ, 오후 6시에 180mg/dℓ로 비교적 높은 편에 속했다. 그러나 당뇨식과 한의학 치료를 병행한 지 3개월 만에 혈당이 아침 7시에 101mg/dℓ, 낮 12시에 120mg/dℓ, 오후 6시에 119mg/dℓ였으며, 새벽 1~2시 정도에는 혈당이 110~120mg/dℓ로 정상이 되었고, 당화혈색소도 6.5%로 정상이 되었다.

조 씨는 병원에서 끊임없이 당뇨약을 먹어야 혈당을 안정시킬 수 있다는 말을 듣고 하루도 빠짐없이 당뇨약을 정확하게 먹었다고 한다. 그런데 지난 10년간 앓아왔던 당뇨병이 한의학 치료와 당뇨식으로 잡힌 것을 보고 매우 놀라워했다. 당뇨약 없이도 충분히 당뇨병에서 벗어날 수 있다는 자신감을 가지게 되었다며 기뻐했다.

		당뇨식+한의학 치료 전	당뇨식+한의학 치료 후
혈당의 변화	아침 7시	158mg/dℓ	101mg/dℓ
	낮 12시	134mg/dℓ	120mg/dℓ
	오후 6시	180mg/dℓ	119mg/dℓ
당화혈색소의 변화		9.1%	6.5%

당뇨약도 못 한 일,
4개월 만에 당뇨식으로 해내다

　우정선 씨(가명, 여, 63세)는 25년 전에 당뇨병으로 진단받은 후 20년 전부터 당뇨약을 복용해왔다. 그동안 서양의학의 치료 방법에만 의존했지, 한의학으로 당뇨병을 치료해보려는 시도는 거의 하지 않았다. 하지만 우연한 기회에 지인의 소개로 한의학이 당뇨병에 효과적이라는 이야기를 듣고 한의원을 찾았다. 그즈음 그녀는 자기 전, 아침 식전, 아침 식후에 당뇨약을 복용하고 있었다.

　2019년 3월 12일 처음 한의원에 왔을 때 식후 3시간 뒤 혈당이 168mg/dℓ였고, 3월 15일에는 식후 4시간 혈당이 177mg/dℓ, 3월 19일에는 식후 5시간 혈당이 237mg/dℓ에 달했다. 이러한 결과는 그동안 먹었던 당뇨약이 썩 좋은 효과를 보이지 못했다는 것을 의미했다. 하지만 한의학 치료와 당뇨식을 병행한 뒤 4개월 만에 혈당이 무려 112mg/dℓ로 급격하게 떨어졌다. 지난 20년간 당뇨약을 먹었지만 결코 달성하지 못한 수치였다. 우 씨는 이제 당뇨병을 앓고 있는 지인들에게 자신이 경험한 치료 방법을 권하고 있다.

		당뇨식+한의학 치료 전	당뇨식+한의학 치료 후
혈당의 변화	식후 3시간	168mg/dℓ	112mg/dℓ
당화혈색소의 변화		–	–

●● 당뇨병 유형: 하소

40년간 고통받아온 당뇨병에서
벗어날 희망을 발견하다

김희전 씨(가명, 남, 67세)는 40년간 하루에 3회(아침 식후 즉시, 점심 식사 30분 전, 저녁 식후 즉시) 당뇨약을 복용해왔다. 하지만 몸이 많이 쇠약해졌고 부작용도 있는 상태였다. 한의학 치료를 시작하면서 당뇨식을 먹고 한의사의 권고로 점심 약을 끊었다. 그 결과 식후 2시간의 혈당이 과거에는 285mg/dl였지만, 이제는 174mg/dl로 떨어졌다. 당뇨식과 한의학 치료를 좀 더 해야 하지만, 김 씨는 "무려 40년간 고통받아온 당뇨병으로부터 벗어날 수 있는 희망을 발견했다"고 말했다.

		당뇨식+한의학 치료 전	당뇨식+한의학 치료 후
혈당의 변화	식후 2시간	285mg/dl	174mg/dl
당화혈색소의 변화		–	–

●● 당뇨병 유형: 상소, 허로증(노화형)

임신성 당뇨에서 시작된 당뇨병,
당뇨식으로 바꾼 뒤 호전되다

김수진 씨(가명, 여, 43세)는 2011년경 첫째 아이를 임신했을 때 임신성 당뇨가 있었다. 하지만 당뇨약을 복용하지 않았으며, 2018년 10월에 측정한 공복 혈당이 146mg/dℓ였다. 이후 약간 호전되었지만 그래도 당뇨식을 먹기 전에는 123mg/dℓ였던 공복 혈당이 당뇨식을 먹고부터는 100mg/dℓ로 떨어졌다. 음식의 중요성에 관해 뼈저리게 느꼈다면서 당뇨식의 효과에 놀라워했다.

		당뇨식+한의학 치료 전	당뇨식+한의학 치료 후
혈당의 변화	공복 혈당	123mg/dℓ	100mg/dℓ
당화혈색소의 변화		–	–

●● 당뇨병 유형: 중소

23년간 복용해오던 당뇨약보다
더 큰 효과를 보다

이구신 씨(가명, 남, 68세)는 1996년 12월 당뇨병 진단을 받은 후 23년간 약을 복용해왔다. 당뇨식을 먹기 전에는 공복 혈당 130mg/dℓ, 식후 혈당 142mg/dℓ 정도였다. 병원에서는 "당뇨가 잘 관리되고 있다"고 했단다. 하지만 당뇨식을 먹고 난 뒤의 변화를 본 이 씨는 깜짝 놀랐다. 당뇨약을 끊었는데도 공복 혈당 110mg/dℓ, 식후 혈당 115mg/dℓ로 떨어졌기 때문이다.

		당뇨식+한의학 치료 전	당뇨식+한의학 치료 후
혈당의 변화	공복 혈당	130mg/dℓ	110mg/dℓ
	식후 혈당	142mg/dℓ	115mg/dℓ
당화혈색소의 변화		–	–

●● 당뇨병 유형: 상소, 하소

당뇨식을 실천한 이후로
혈당도 잡고 체중도 줄었다

서현수 씨(가명, 남, 55세)는 2007년에 당뇨병 진단을 받은 후 약 11년간 당뇨약을 복용했는데, 아내까지 당뇨병 진단을 받고 말았다. 그래서 그는 '당뇨'라는 말만 들어도 지긋지긋하다고 했다. 당뇨약은 하루에 2회 복용 중이었다.

과거 공복 혈당이 188mg/dℓ였지만 당뇨식을 실천한 이후에는 125mg/dℓ로 떨어졌다. 특히 서 씨의 경우 당뇨식을 하면서 체중이 감소되는 효과까지 얻었다. 이는 몸이 전반적으로 건강해지고 신진대사도 개선된 결과로 분석된다.

		당뇨식+한의학 치료 전	당뇨식+한의학 치료 후
혈당의 변화	공복 혈당	188mg/dℓ	125mg/dℓ
당화혈색소의 변화		–	–

●● 당뇨병 유형: 하소, 허로증(노화형)

고령의 환자도
당뇨식의 효과를 보았다

박훈석 씨(가명, 남, 80세)는 공복 혈당 147mg/dℓ, 식후 혈당 187mg/dℓ를 기록하고 있었다. 고령이기 때문에 당뇨병 합병증에 대한 공포가 많았고, 잘 관리하겠다는 의지도 강했다. 당뇨식을 본격적으로 시작한 이후 괄목한 만큼 혈당이 안정되었다. 당뇨식과 한의학 치료를 병행한 후에는 공복 혈당

112mg/dℓ, 식후 혈당 142mg/dℓ로 좋아졌다. 당화혈색소도 8.5%에서 5.7%로 정상이 되었다.

		당뇨식+한의학 치료 전	당뇨식+한의학 치료 후
혈당의 변화	공복 혈당	147mg/dℓ	112mg/dℓ
	식후 혈당	187mg/dℓ	142mg/dℓ
당화혈색소의 변화		8.5%	5.7%

●● 당뇨병 유형: 하소

당뇨병뿐만 아니라
고혈압까지 잡다

김분이 씨(가명, 여, 61세)는 2019년 4월 3일에 측정한 당화혈색소가 6.5%였고, 공복 혈당은 141mg/dℓ, 식후 혈당은 155mg/dℓ였다. 전형적으로 당뇨병과 고혈압을 함께 가지고 있는 환자로 당뇨약과 혈압약을 함께 복용하고 있었다. 그러나 당뇨식을 실천한 후에는 공복 혈당 95mg/dℓ, 식후 혈당 111mg/dℓ, 당화혈색소 5%로 매우 안정적이 되었다. 고혈압 역시 호전되었다.

		당뇨식+한의학 치료 전	당뇨식+한의학 치료 후
혈당의 변화	공복 혈당	141mg/dℓ	95mg/dℓ
	식후 혈당	155mg/dℓ	111mg/dℓ
당화혈색소의 변화		6.5%	5%

●● **당뇨병 유형: 상소**

당뇨약보다 뛰어난
혈당 안정 효과를 느끼다

김호형 씨(가명, 남, 72세)는 2003년에 당뇨병으로 진단받고 2008년부터 당뇨약을 복용해왔다. 공복 혈당 122mg/dℓ, 식후 혈당 198mg/dℓ였으며, 당화혈색소는 7.7%를 기록하고 있었다. 당뇨식과 한의학 치료를 병행한 후에 공복 혈당 102mg/dℓ, 식후 혈당 163mg/dℓ로 떨어졌다. 당뇨약보다 당뇨식의 위력이 대단하다는 것을 느꼈다.

		당뇨식+한의학 치료 전	당뇨식+한의학 치료 후
혈당의 변화	공복 혈당	122mg/dℓ	102mg/dℓ
	식후 혈당	198mg/dℓ	163mg/dℓ
당화혈색소의 변화		7.7%	−

이 외에도 실제 당뇨식을 먹은 환자들은 상당한 폭으로 혈당과 당화혈색소가 안정되었으며, 체중이 줄어들고 혈압도 정상화되었다.

PART 5

당뇨병을
완치하는
'한의학의 힘'

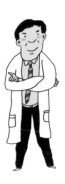

인간의 건강한 몸을 가장 잘 설명하는 단어는 '균형과 조화'다.
머리끝부터 발끝까지 모든 장기와 혈액, 진액, 뼈, 피부는
각자 주어진 역할을 하면서 서로에게 영향을 미치고, 또한 의존한다.
이러한 균형과 조화가 잘 이루어질 때 우리 몸은 최상의 건강 상태를 유지할 수 있다.
따라서 우리 몸에 문제가 생겼을 때 이를 바로잡는 것 역시
'균형과 조화의 관점'에서 시작되어야 한다.
한의학 치료가 부작용 없이 질병에서 벗어날 수 있게 해주는 것도
균형과 조화의 관점으로 인체를 바라보기 때문이다.
우리 몸이 균형과 조화를 이뤄서
스스로 당뇨병을 몰아낼 수 있도록 해주는 것,
이것이 진정 당뇨병을 완치하는 '한의학의 힘'이다.

01

한의학으로 당뇨병을
치료해야 하는 이유

서양의학과 한의학은 각각 특화되어 있는 치료 분야가 다르다. 예를 들어 감염성 질환은 서양의학의 약품이나 약물을 통해서 매우 빠르고 효과적으로 치료할 수 있다. 이때 쓰이는 약품과 약물은 화학적으로 합성되기 때문에 대량 생산이 가능해 비교적 비용이 저렴하다. 손상된 신체를 복원하는 외과적 수술, 장기의 염증 제거 등 내과적 수술에서도 서양의학은 탁월한 능력을 자랑한다. 효율적으로 설계된 다양한 수술 기구, 엑스선과 MRI 등의 기기들은 수술의 효과를 극적으로 끌어올린다.

하지만 서양의학이 미치지 못하는 분야가 있다. 그것은 만성질환의 치료다.

만성질환에 효과가 좋은 치료

만성질환은 단순히 감염을 막거나 수술을 한다고 치료되는 질병이 아니다. 원인이 매우 복잡할 뿐만 아니라 잘못된 식습관과 생활습관이 오랜 기간 동안 유지되면서 천천히 질병이 자라고 발병 이후의 삶을 바꿔놓을 만큼 영향력이 큰 질병이다. 그렇기 때문 식습관과 생활습관을 바꾸고 개인의 체질을 감안해 치료를 해야 한다. 무엇보다 만성질환은 특정 장기의 활동성이 떨어지고 그 기능이 약화되어 생기는 경우가 많다. 어떤 사람은 심장이 약하고, 어떤 사람은 폐의 활동 능력이 떨어진다. 또 어떤 사람은 태어날 때부터 소화력이 약하다. 이렇게 다양한 원인에 의해서 발병하는 만성질환에 일괄적으로 약이나 수술을 적용하는 것은 원인을 두고 증상만 없애는, 눈 가리고 아웅 식의 치료일 뿐이다.

그러나 한의학은 인체의 특성을 통합적으로 살펴서 한약, 침, 뜸을 환자 개개인에 맞춰서 처방한다. 이때 쓰이는 한약은 자연에서 얻은 약초나 과일, 곡물을 사용하기 때문에 부작용 없이 만성질환을 치료할 수 있다.

인체의 자연치유 시스템을 활용한 치료

만성질환을 치료할 때는 인체의 자연치유 시스템도 감안해야 한다. 눈에 보이는 환자의 상태가 곧 자연치유의 과정일 수 있기 때문이다. 예를 들어 서양의학에서는 감기에 걸려서 나는 열을 '나쁜 증상'으로 보지만, 자연치유의 차원에서는 그 열로 인해 감기를 퇴치하기 때문에 '좋은 증상'으로 볼 수 있다. 마찬가지로 혈당이 높다고 무조건 나쁜 것이 아니다. 인체는 필요 없이 혈당을 높이지 않는다. 따라서 혈당 상승이 그 환자의 몸에서 어떤 역할을 하는지, 건강하게 혈당을 잡으려면 어떤 치료를 해야 하는지를 판단해야 한다. 이는 한의학에서만 가능한 치료법이다. 같은 이유로 고혈압, 고지혈증, 암과 같은 질병도 한의학으로 치료해야 한다.

또 당뇨병을 비롯한 만성질환을 치료할 때는 혈액의 상태를 반드시 확인해야 한다. 혈액이 산성화되고 혈액의 구성에 문제가 발생하면 각종 질병이 생긴다. 서양의학의 약이나 수술은 혈액을 맑게 하지 못한다. 반면, 한의학의 다양한 치료 방법은 혈액을 맑게 하고 혈관을 더 튼튼하게 만드는 것이 기본이다. 여전히 많은 사람이 당뇨병에 걸리면 병원에 갈 생각부터 하는데, 당뇨병이 만성질환임을 감안하면 한의학 치료가 더 효과적일 수밖에 없다.

실제로 내 한의원에서는 무수한 환자들이 당뇨병 완치를 경험하고 있다. 처음에는 모두 반신반의하며 치료를 시작하지만, 결국 당뇨약을 완전히 끊고 정상으로 되돌아온 자신의 몸을 확인하고 나면 한의학 치료의 우수성을 인정하게 된다. 특히 대표적인 당뇨병 합병증인 당뇨발 역시 상당히 호전되어 수술로 발을 잘라내는 최악의 불상사를 막은 사례도 여럿 있었다.

해외에서도 인정받는 치료

한의학 치료의 우수성은 논문을 통해 해외에도 널리 알려졌다.

2014년, 국내의 한 한의원에서 당뇨병, 신장 질환(신부전), 갑상선 질환 등의 난치성 질환을 국소적인 질병이 아닌 인체의 전반적인 문제로 인식해 체질에 맞는 처방을 하고 임상 치료를 했다. 그 결과 30년 된 당뇨병으로 생긴 당뇨병성 신부전 환자(만성신장질환 3기)의 신기능 지표(eGFR)가 개선되고 단백뇨가 감소했다. 그 한의원은 연구 내용을 논문으로 작성했고, 그 논문은 유럽 내분비내과 학회지인 〈내분비학 당뇨병과 대사증 저널(Endocrinology Diabetes and Metabolism Journal)〉에 게재되었다. 이 일은 한의학 치료의 우수성을 알린 계기가 되었다.

현재 해외의 저명한 의과대학과 병원에서는 한의학 치료를 연구하거나 병행하는 경우도 많다. 예를 들어 미국 하버드대학교 의대에서는 침술을 비롯한 한의학 치료에 대해 연구를 지속하고 있으며, 미국 클리블랜드병원 역시 한의학의 최신 연구들을 토대로 한약을 처방하고 있다.

천연물 제제 '감송향'으로 항당뇨 효과를 끌어올린 치료

급성췌장염으로 인슐린 분비가 부족해지면 혈당이 높아지는 경우가 많다. 급성췌장염은 대부분 합병증 없이 치유되지만 약 25%는 중증으로 진행되고 합병증이 유발되며, 사망률은 약 15%에 이른다. 그동안 급성췌장염이 중증으로 진행되는 예후를 줄이려는 노력은 계속돼왔다. 그 결과 췌장 효소의 활성화, 활성 산소 및 세포 활성 물질 등이 중요한 발병 인자로 밝혀져 이들의 생성 억제제 및 길항제에 대한 연구가 활발하게 진행되고 있다. 하지만 진단 방법과 치료 기술이 발전했음에도 불구하고 췌장염의 임상 경과를 단축하거나 사망률을 획기적으로 개선하는 치료법은 아직 확립되지 않았다.

현재 급성췌장염의 치료제로서 임상에서 많이 쓰이는 것이 단백질 분해효소 억제제인 가벡세이트 메실레이트(gabexate mesilate, Foy)이지만 한국, 일본, 이탈리아에서만 사용되고 있다. 췌장 조직의 손상을 방지하고 보호하는 치료제의 개발 사례는 전무하다고 봐야 한다. 개발하는 곳이 있긴 하지만 개발 속도가 매우 느리다. 기존의 합성 의약품은 통증 억제 및 증상 완화 등의 효과는 있지만 위장관 및 심혈관계 장애, 구토, 식욕 부진, 구강 궤양, 골수 기능 저하와 같은 다양한 부작용을 나타내기 때문에 환자들에게 선뜻 처방하기가 쉽지 않다.

따라서 천연물로 만든 치료제의 개발이 시급한 상황이다. 천연물 제제로 혈액을 맑게 하고, 맑아진 혈액을 전신으로 순환시켜 췌장 조직에 누적된 염증을 신장으로 보낸 뒤 체외로 배출시키면서 동시에 손상된 점막에 영양분을 공급함으로써 염증 병변을 줄여야 한다. 그러면 췌장의 일부 기능이 회복되고 소화불량, 복통 등의 증상이 완화되어 췌장염의 병증이 깊어지는 것을 최대한 늦출 수 있다.

그래서 당뇨병을 전문으로 치료하는 뉴로바이젠㈜ 황성연 한의학박사 팀이 주목한 것이 '감송향'이라는 천연물 제재다. 뉴로바이젠㈜의 황성연 박사를 비롯한 몇몇 연구자들이 급성췌장염에 효과가 있는 감송향을 당뇨병 치료에 썼고, 그 결과를 연구 논문으로 작성해 국제 학술지인 〈뉴로케미컬 리서치

〈Neurochemical Research〉〉에 발표했다. 자세히 말하면, 동물 실험을 한 결과 감송향은 급성췌장염의 염증을 완화하고 중증도의 급성췌장염에 의한 췌장의 손상을 억제했으며, 폐에 대한 염증과 손상도 감소시켰다.

감송향은 당뇨병 치료제로서 당뇨병 치료 한약에 가미해 기혈을 순환시키는 용도로 쓰인다. 예를 들어 '상소'에는 청심연자음에 가미하고, '하소'에는 십전대보탕에 가미하고, '중소'에는 곽향정기산에 가미하고, '허로증(노화형)'에는 삼출건비탕에 가미하는 등 모든 유형의 당뇨병에 활용이 가능하다. 감송향은 스트레스 해소나 긴장 완화에도 탁월하고, 염증 개선에도 좋아서 간염에도 활용하고 있다.

환자들에게 감송향은 낯선 천연물 제제이지만, 중국 천서(川西) 지방에서 생산되는 것으로 맛이 달며 특이한 냄새가 있고 청량감을 준다. 그동안 주로 복통이나 검버섯, 기미, 영양장애, 부스럼, 충치, 치질 등에 사용되어왔다. 그런데 이러한 감송향이 황성연 박사 팀의 연구 결과 급성췌장염에 적지 않은 도움을 주고 당뇨병의 개선에도 효과가 있는 것으로 밝혀진 것이다.

물론 그전에도 감송향에 관해서는 다양한 연구가 있었지만 황성연 박사 팀의 연구는 감송향 추출물의 항당뇨 효과를 검증했다고 볼 수 있다. 향후에도 감송향 추출물을 통한 연구 및 임상 실험은 계속되어야 하겠지만, 이로써 당뇨병 정복을 위한 또 한 번의 큰 걸음을 떼었다고 볼 수 있다.

02

당뇨병의 원인을 치료하는
한약 요법

서양의학과 다르게 한의학에서는 당뇨병의 유형과 환자의 체질, 증상에 맞게 한약을 사용한다. 사람마다 체질과 증상이 달라 약물의 역할이 다를 수 있기 때문이다.

체질과 증상에 따라 공통적으로 쓰이는 한약재들은 있다. 기가 약하거나 몸이 냉한 경우에는 인삼(홍삼)을, 진액이 부족한 경우에는 산약(마)을 쓴다. 열이 많이 나는 당뇨병에는 천화분(한울타리 뿌리)이 좋고, 독소를 제거하고 기를 보강하는 데는 백강잠이 좋다. 백강잠은 중풍과 두뇌 질환에도 도움이 된다. 구갈이 심하고 소갈이 있는 경우에는 갈근(칡)이 좋으며, 혈당을 조절하는 데는 주목나무, 압척초(달개비)가 좋다. 요산을 없애고 혈액을 정화하는 데는 창이엽(도꼬마리) 차를 자주 마시면 도움이 된다. 돼지감자도 당뇨병에 좋다고 알려졌는데 생으로 먹으면 좋다.

이들 한약재에 또 다른 증상을 다스리는 한약재들을 혼합해 당뇨병의 유형에 맞게 쓰는 한약의 종류와 원리는 다음과 같다.

상소에 쓰는 한약

상소는 심장과 폐가 약해져서 생기고, 화와 열이 나면서 갈증이 심해져 물을 많이 마시는 것이 특징이다. 그러므로 주로 심장과 폐의 기능을 보강하고 심장의 열, 폐의 열을 내리는 한약을 처방한다.

대표적인 한약은 가미소요산이며, 증상에 따라 백호가인삼탕, 죽엽석고탕, 청심연자음, 귀비탕, 온담탕, 분심기음 등을 쓴다.

- **가미소요산**: 얼굴에 열이 나고 가슴이 답답한 증상을 완화한다.

   주요 약재   시호 4g, 당귀 4g, 백작약 4g, 백출 4g, 백복령 4g, 감초 2g, 목단피 2g,
   치자 2g, 생강 3g, 대추 2g
- **백호가인삼탕**: 물을 많이 마시거나 땀을 많이 흘리고 소변을 자주 보는 증상을 완화한다.

주요 약재 석고 30g, 지모 9g, 구감초 3g, 경미 90g, 인삼 9g

● **죽엽석고탕:** 체력이 떨어져서 쉽게 지치고 목이 마르면서 기침이 나오는 증상을 완화한다.

주요 약재 죽엽 15g, 석고 30g, 반하 9g, 맥문동 18g, 인삼 6g, 감초 3g, 경미 15g

● **청심연자음:** 심폐 기능을 강화한다.

주요 약재 연자육 22g, 백복령 22g, 황귀 22g, 인삼 22g, 황금 15g, 맥문동 15g, 지골피 15g, 차전차 15g, 감초 15g

● **귀비탕:** 소화 장애와 불안감을 완화한다.

주요 약재 백출 9g, 복령 9g, 황귀 12g, 용안육 9g, 산조인 9g, 인삼 12g, 목향 4.5g, 구감초 4.5g, 당귀 6g, 원지 6g

● **온담탕:** 수면 장애를 완화한다.

주요 약재 반하 9g, 진피 6g, 백복령 9g, 구감초 3g, 지실 9g, 죽여 9g, 대추 3g, 생강 3쪽

● **분심기음:** 가슴이 심하게 답답하고 열이 나는 증상을 완화한다.

주요 약재 자소엽 4.5g, 구감초 2.5g, 반하 2.5g, 지각 2.5g, 청피 2g, 진피 2g, 목통 2g, 대복피 2g, 상백피 2g, 목향 2g, 적복령 2g, 빈랑 2g, 봉출 2g, 맥문동 2g, 길경 2g, 계피 2g, 향부자 2g, 곽향 2g, 생강 3쪽, 대추 3g

● **천왕보심단:** 정서 불안, 수면 장애, 피로감, 건망증, 변비 증상을 완화한다.

주요 약재 생지황 6g, 현삼 2g, 천문동 3g, 맥문동 3g, 단삼 2g, 당귀 3g, 인삼 2g, 백복령 2g, 오미자 2g, 산조인 3g, 백자인 3g, 원지 2g, 길경 2g

● **자음강화탕:** 식은땀이 나고, 어지럽고, 신장 기능이 약해서 생기는 마른기침

과 폐열 증상을 완화한다.

주요 약재 백작약 4g, 당귀 3g, 생지황 2g, 숙지황 3g, 천문동 3g, 맥문동 3g, 백출 3g,

진피 2g, 지모 1.5g, 황백 1.5g, 구감초 1.5g, 생강 3g, 대추 2g

중소에 쓰는 한약

중소는 비장, 위, 대장, 소장이 약해져서 음식을 먹어도 영양분이 몸에 흡수되지 못하고 계속해서 음식을 먹으려고 하는 증상이다.

중소 환자들은 음식 절제를 가장 힘들어한다. 혈액과 진액이 부족하기 때문에 인체가 항상성 유지를 위해 과도한 식욕을 일으키기 때문이다. 인슐린도 혈액을 통해 만들어지므로 식욕을 지나치게 억제해서는 안 되고, 몸의 회복을 위해 양질의 식사를 최소한으로 하면서 당뇨식을 충실하게 하면 효과가 더 좋다.

대표적인 한약은 곽향정기산이며, 잘 체하면 평위산, 몸이 냉하면 이중탕, 불환금정기산, 보중익기탕, 대시호탕 등을 쓴다.

● **곽향정기산**: 비장을 보강해서 소화 기능을 활성화하고 미열을 내린다.

주요 약재 곽향 5g, 소엽 2g, 백지 2g, 대복피 2g, 복령 2g, 백출 1.5g, 진피 1.5g,

반하 1.5g, 후박 1.5g, 길경 1.5g, 감초 1.5g, 생강 3g, 대추 2g

● **평위산**: 소화가 잘되지 않고 잘 체하는 경우 위와 소장, 대장을 편안하게 만들어준다.

주요약재 　창출 6g, 진피 4.5g, 후박 3g, 구감초 2g

- **이중탕**: 비장과 위가 약하고, 몸이 냉하고, 냉해서 구토와 복통이 생기고, 복부가 가득 찬 느낌 때문에 먹지 못하고, 소화가 잘 안 되는 경우에 좋다.

주요약재 　인삼 3g, 건강 3g, 구감초 3g, 백출 3g

- **불환금정기산**: 체력이 저하되어 생기는 소화불량, 오심, 구토, 식욕 부진, 어지럼증, 설사 등에 좋다.

주요약재 　창출 7g, 후박 4g, 진피 4g, 곽향 4g, 반하 4g, 감초 4g, 대추 3g, 생강 3쪽

- **보중익기탕**: 비장과 위, 기가 허약해 두통, 입 마름증을 느끼고 뜨거운 물을 먹으려 하고, 피곤함과 권태감을 느끼고, 사지에 힘이 없는 증상과 오랜 설사에 좋다.

주요약재 　황귀 15g, 구감초 4.5g, 인삼 9g, 당귀 9g, 진피 6g, 시호 3g, 백출 9g

- **대시호탕**: 대장과 소장에 적체된 음식물을 내보내고, 혈행을 개선한다. 명치부터 시작해 늑골 아래 부분에 압통이 있고 변비가 자주 생기는 경우에 효과가 있다. 변비가 없다면 대황을 빼고 처방한다.

주요약재 　시호 15g, 황금 9g, 작약 9g, 반하 9g, 지실 9g, 대황 6g, 생강 3쪽

- **사군자탕**: 당뇨병으로 고생하느라 몸이 쇠약하고 자주 피곤하고 안색이 나쁜 경우 기를 보강한다. 다리가 잘 붓는 사람에게도 좋다.

주요약재 　인삼 6g, 백출 4.5g, 복령 4.5g, 구감초 2g

- **방풍통성산**: 추위를 심하게 느끼고 열이 나면서 머리가 무거운 증상, 어지럼증, 입이 마르고 쓴 증상, 가슴이 답답한 증상, 변비, 소변이 붉고 시원하지 않은 증상을 완화한다. 오한이 없으면 마황을 빼고, 열이 심하지 않으면 석

고를 빼고, 변비가 없으면 대황과 망초를 뺀다.

주요 약재 방풍 2g, 형개 2g, 연교 2g, 마황 2g, 박하 2g, 천궁 2g, 당귀 2g, 백작약 2g,

백출 2g, 산치자 2g, 대황 2g, 망초 2g, 생석고 3g, 황금 3g, 길경 3g, 감초 6g,

활석 9g

하소에 쓰는 한약

하소는 신장, 방광, 명문(오른쪽 콩팥)이 약해져서 하복부가 냉해지면서 소변을
자주 보는 것이 특징이다. 그러므로 신장, 방광, 명문 등의 장기를 강화하고 하복
부의 냉기를 없애는 한약을 처방한다.

대표적인 한약은 사육탕이며, 증상에 따라 녹용대보탕, 육미지황탕, 팔미지황
탕 등을 쓴다.

- **사육탕:** 신장과 간, 방광을 보강하고 혈액을 보강한다.

주요 약재 숙지황 16g, 산약 8g, 산수육 8g, 목단 6g, 택사 6g, 적복령 4g, 당귀 4g,

천궁 4g, 작약 4g, 감초 4g, 생강 3g, 대추 2g

- **녹용대보탕:** 기혈, 정액과 양기를 보강한다.

주요 약재 숙지황 4.5g, 녹용 3g, 두충 3g, 당귀 3g, 육종용 3g, 황귀 3g, 석곡 2.5g,

백출 2.5g, 백복령 2.5g, 오미자 2.5g, 부자 2.5g, 육계 2g, 인삼 2g, 반하 2g,

백작약 2g, 구감초 1.5g

● **육미지황탕:** 신장과 간, 방광을 보강한다.

　주요약재　숙지황 12g, 산수유 6g, 산약 6g, 택사 4.5g, 목단피 4.5g, 백복령 4.5g

● **팔미지황탕:** 위와 소장, 대장이 튼튼하고 설사가 없는 사람이 피로와 권태감을 호소하고 밤에 자주 소변을 보는 증상을 개선한다.

　주요약재　숙지황 12g, 산약 6g, 산수유 6g, 택사 4.5g, 복령 4.5g, 목단피 4.5g,

　부자 1.5g, 계지 1.5g

● **보중익기탕:** 226쪽 참조

● **신기환:** 위와 소장, 대장이 튼튼하고 설사가 없는 사람이 느끼는 피로와 권태감, 밤에 자주 소변을 보는 증상을 개선한다.

　주요약재　숙지황 12g, 산약 6g, 산수유 6g, 택사 4.5g, 복령 4.5g, 목단피 4.5g,

　부자 1.5g, 계지 1.5g

허로증(노화형)에 쓰는 한약

허로증(노화형)은 앞에서 살펴본 상소, 하소, 중소에 포함되지 않는 유형의 당뇨병이다. 일반적으로 기혈 부족, 진액 부족, 어혈, 냉기로 인해 발생한다.

■ 혈액과 진액이 부족해 생긴 경우

나이가 들면 혈액과 진액의 생산이 줄어들고 체내 수분도 부족해지고 신진대사 능력도 떨어져서 몸이 건조해진다. 그 결과 항상 입이 마르고 눈이 건조하고 소변이 잦거나 소변을 봐도 시원하지 않은 증상이 나타난다. 소변을 볼 때 찔끔찔끔 보면서 자주 나오는 것은 진액이 빠져나온다는 의미이다. 진액을 보충하고 소변의 상태를 개선하면 증상이 좋아질 수 있다.

- **십전대보탕**: 노화로 부족해진 기혈과 진액을 보강한다.

    주요약재 인삼 9g, 육계 9g, 천궁 6g, 숙지황 15g, 복령 9g, 백출 12g, 구감초 6g,
    황귀 15g, 당귀 12g, 백작약 9g, 생강 3g, 대추 2g

- **사육탕**: 227쪽 참조

- **수구쌍화탕**: 신장과 간, 혈액을 보강하고 피로 회복에 좋다.

    주요약재 백작약 10g, 숙지황 5g, 황귀 5g, 당귀 5g, 천궁 5g, 산수유 4g, 구기자 4g,
    계피 3g, 구감초 3g

- **신기환**: 228쪽 참조

- **삼출건비탕**: 식욕 부진, 소화불량, 위장창만동통, 소복창만, 설사, 사지무력 증상을 완화한다.

    주요약재 인삼 3g, 백출 3g, 백복령 3g, 후박 3g, 진피 3g, 산사 3g, 지실 2.5g, 사인 1.5g,
    백작약 1.5g, 신곡 1.5g, 맥아 1.5g, 감초 1.5g, 생강 3g, 대추 2g

■ 과도한 성생활로 생긴 경우

상체가 발달하고 하체가 부실한 사람은 신장의 기가 부족하다. 그래서 성생활을 과하게 하면 정액이 과도하게 낭비되어 당뇨병이 생긴다. 입이 말라 물을 많이 마시지만 그만큼의 양을 소변으로 보게 되고 입에서 구취가 심하게 난다. 또 허리와 다리가 아프고 어지럼증이 잦다. 뒷목이 뻣뻣하면서 어깨가 아프기도 하고, 마치 목에 가래가 있는 것처럼 헛기침을 자주 한다. 가끔 발바닥이 뜨거워서 괴롭고, 화끈화끈한 열이 나기도 한다.

한의학에서는 정액을 '백혈(白血)', 즉 하얀 피라고 부른다. 혈액과 정액은 색과 역할이 다르지만 인체의 가장 소중한 물질이라고 할 수 있다. 특히 남성의 정액을 만드는 대부분의 재료는 혈액이다. 많은 양의 혈액이 응축되어야만 비로소 소량의 정액이 만들어지므로 정액을 배출하는 것은 그 수십 배에 해당하는 혈액을 흘리는 것과 같다. 결국 지나친 성생활로 정액을 낭비하면 혈액이 부족해지는 것이다. 인슐린 역시 혈액으로 만들어지기 때문에 정액을 낭비하면 인슐린 역시 충분하게 만들어지지 않아서 혈당이 증가한다.

지나친 성생활은 신장의 기능을 떨어뜨려서 신장을 약하게 만든다. 그 결과 소변이 잦고 열이 발생해 소갈이 생기기도 한다. 한의학 의학서《외대비요》의 〈소갈소증〉을 보면 '성생활을 무절제하게 하면 정력이 부족해지고 하초(배꼽 아래 부위)에 열이 생기는데, 열이 생기면 신정(신장의 기능)이 소모되고 신정이 소모되면 소갈증이 생긴다'고 했다. 또《천금방》에는 소갈병이 있을 때 삼가야 할 세 가지로 술, 성생활, 짠 음식과 국수 등의 면 음식을 꼽는다. 만약 이 세 가지를 삼가면 약을 먹지 않아도 질병이 스스로 치료될 수 있다고 한다.

서양의학에서는 섹스를 '신이 내린 최고의 보약'이라고 말하지만 정액에는 수많은 생명이 담겨 있고 엄청난 에너지와 정보가 들어 있다. 그런 점에서 사정을 지나치게 자주 하면 인체에 부정적인 영향을 미칠 수 있다.

많은 당뇨병 환자가 성관계 시 정액이 잘 나오지 않는다고 호소한다. 촛물이 있어야 초가 타고, 곳간에 곡식이 있어야 곡식을 내주는 법이다. 만약 혈액이 부족하면 정액도 인슐린도 제대로 만들지 못한다. 따라서 남성의 경우 성생활을 절제할수록 건강이 더 좋아지고, 사소한 감기에서부터 당뇨병, 고혈압, 결핵, 암 등 거의 모든 질병이 개선될 수 있다. 과도한 성생활은 남성의 수명과 건강에 좋지 않은 영향을 준다는 사실을 알아야 한다. 성생활을 절제하기 힘들다면 접이불사(接而不射), 즉 성교는 하되 사정은 하지 않는 방법을 활용할 수도 있다.

- **녹용대보탕:** 인체의 기혈을 크게 보강하고 정액과 양기를 보강한다.

  주요약재 숙지황 4.5g, 녹용 3g, 두충 3g, 당귀 3g, 육종용 3g, 황귀 3g, 석곡 2.5g, 백출 2.5g, 백복령 2.5g, 오미자 2.5g, 부자 2.5g, 육계 2g, 인삼 2g, 반하 2g, 백작약 2g, 구감초 1.5g

- **신기환:** 228쪽 참조

- **팔미지황탕:** 228쪽 참조

- **연령고본단:** 기혈을 보강하고, 남성의 경우 아랫배의 양기를 보강하고, 여성의 경우 허리와 무릎의 노화 증상을 예방하고 치료한다.

  주요약재 천문동 60g, 맥문동 60g, 생지황 60g, 숙지황 60g, 산약 60g, 우슬 60g, 두충 60g, 파극천 60g, 오미자 60g, 구기자 60g, 산수유 60g, 복령 60g, 인삼 60g, 목향 60g, 백자인 60g, 천초 30g, 석창포 30g, 원지 30g, 택사 30g, 복분자 30g, 차전자 30g, 토사자 30g, 지골피 30g, 당귀 30g, 적석지 30g, 육종룡 30g

■ 어혈과 독소로 생긴 경우

어혈과 독소가 있다는 것은 혈액에 문제가 생겼다는 의미로, 한의학에서는 매우 심각한 질병이 유발될 수 있는 전조 증상으로 본다. 서양의학에서도 혈액이 산성화되고 혈액의 구성에 문제가 생기면 당뇨병, 고지혈증, 동맥경화, 암 등이 발생할 수 있다고 본다. 서양의학이나 한의학 모두 오염된 혈액이 만병을 부르고, 반대로 혈액이 맑아지면 만병이 치료될 수 있다고 보는 것이다.

이 경우에는 어혈과 독소를 없애는 간 기능부터 회복해야 한다. 수구쌍화탕, 보간탕을 통해서 간과 신장의 기를 보강하고, 혈액이 부족하면 사물탕, 혈액과 기혈이 모두 부족하면 십전대보탕을 가감 처방하면 좋고, 하복부에 어혈이 있다면 도인(핵)승기탕, 두면부에 어혈이 있다면 통규활혈탕을 처방한다.

● **수구쌍화탕:** 229쪽 참조

● **보간탕:** 간을 보강하고 어혈을 없애고 몸을 따뜻하게 한다.

　　주요약재　 황귀 6g, 인삼 6g, 창출 6g, 신곡 6g, 진피 6g, 구감초 6g, 당귀 6g, 황백 4g, 택사 4g, 승마 4g, 갈근 4g, 복령 4g, 시호 4g, 저령 2g, 연교 2g, 방풍 2g, 강활 2g, 지모 2g

● **사물탕:** 혈액이 부족해서 잘 놀라고, 머리가 어지럽고, 눈앞이 아물거리고, 귀에서 소리가 나며, 월경 양이 적거나 월경이 오지 않으며, 소복부(배꼽 아래 부위의 배)가 아픈 증상을 완화한다.

　　주요약재　 숙지황 8g, 당귀 6g, 천궁 6g, 작약 6g

● **십전대보탕:** 229쪽 참조

- **도인(핵)승기탕**: 어혈이 있어 아랫배가 아프거나 열이 상부로 치솟아 초조, 불안하고 정신이 혼미하거나 헛소리를 하는 경우에 좋다.

  주요약재 도인 12g, 대황 12g, 계지 6g, 감초 6g, 망초 6g

- **통규활혈탕**: 머리나 안면에 어혈이 정체되어 두통, 어지럼증, 이명증, 눈의 출혈 및 통증을 느끼는 경우, 어혈로 안색이 푸른 경우에 좋다.

  주요약재 도인 9g, 홍화 9g, 적작약 3g, 천궁 3g, 총백 3g, 대추 3g, 생강 9g, 사향 0.05g

- **당귀수산**: 어혈로 인한 생리통, 산후 복통, 아랫배 복통, 가슴 통증과 옆구리 통증에 좋다.

  주요약재 당귀미 4.5g, 적작약·오약 3g씩, 향부자 3g, 소목 3g, 홍화 2.4g, 도인 2g, 관계 1.8g, 감초 1.5g

■ 냉증과 저체온증으로 생긴 경우

겨울이 되면 당뇨병 환자가 급증한다. 이는 냉증과 저체온이 당뇨병을 발생시키기 때문이다. 체온이 낮아지면 신진대사가 원활하지 못하고, 혈액순환도 잘되지 않으면서 혈당이 올라간다. 포도당은 음식을 통해서 흡수되어 간과 근육, 지방 등에 저장되어 있다가 몸이 필요로 할 때 분해되어 혈액 속으로 들어가 필요한 곳으로 이동한다. 그런데 몸이 차가워지면 몸은 이를 '위기 상황'으로 인식하고 보다 많은 포도당을 생성한다. 결국 이런 상황에서의 고혈당은 추운 환경에서 인체가 자신을 지키기 위한 반응인 셈이다.

비장과 위가 냉하면 이중탕, 보중익기탕을 처방하고, 사지가 차고 구토와 설사가 생기면 사역탕을 가감한다. 기혈이 부족해서 냉하면 십전대보탕을 가감하고, 신장의 원기가 약해서 냉하면 육미지황탕을 가미하면 치료가 잘된다.

- **이중탕**: 226쪽 참조

- **보중익기탕**: 226쪽 참조

- **사역탕**: 사지가 냉하고, 항상 추위를 느끼고, 배가 아프고 소화되지 않은 음식을 설사하고, 정신이 피곤해 항상 자려고 하는 증상에 좋다.

  주요 약재 부자 6g, 건강 6g, 구감초 6g

- **십전대보탕**: 229쪽 참조

- **육미지황탕**: 228쪽 참조

- **팔미지황탕**: 228쪽 참조

03

기혈의 순환을 돕는
당뇨 상통침법

당뇨 상통침법은 자연의 변화, 특히 사계절의 변화를 참고해 환자의 증상을 살펴서 당뇨병의 유형별 원인을 파악한 뒤 기혈의 순환을 돕는 당뇨병 전문 침법이다. 계절은 찬 기운과 따뜻한 기운의 차이에 따라 생긴다. 찬 기운과 따뜻한 기운이 안과 밖, 위와 아래, 좌와 우로 흐르면 자연은 그에 상응해 싹을 틔우고 꽃을 피우고 열매를 맺고 뿌리로 저장한다. 인체도 기혈이 상하로는 머리에서 발끝까지 오르고 내리고, 좌우로는 피부에서 뼛속까지, 안과 밖으로는 자연과 잘 소통되어야 건강을 유지한다.

인체와 자연 모두 오르고 내리는 승강 운동, 나가고 들어오는 출입 운동과 상통 운동에 의해 유지된다. 오르고 내리는 승강 운동은 고혈압 침법에 많이 활용되고, 나가고 들어오는 상통 운동은 당뇨병 침법에 많이 활용된다.

당뇨 상통침법은 당뇨병의 유형과 증상별로 경락의 기를 순환시키고, 장기를 활성화시켜 경락과 장기의 기혈을 상통시키는 침법이다. 전신의 기혈을 순환시켜 혈액순환을 활성화하고 어혈을 없애고 혈액을 정화시키니 당뇨병에 탁월한 효과가 있다.

성별과 시간에 따른 당뇨 상통침법의 기본 침법

당뇨 상통침법은 '남성-오전 상통침법이 여성-오후 상통침법과 같고, 남성-오후 상통침법이 여성-오전 상통침법과 같다.

■ 남성 -오전 상통침법 / 여성 -오후 상통침법

• 왼손바닥-오른발 바깥쪽 3군데 상통침법

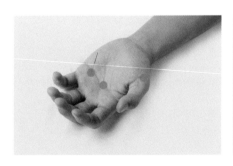 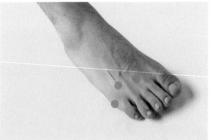

● 왼발 안쪽-오른손등 3군데 상통침법

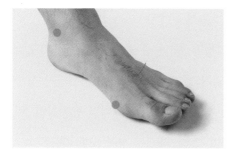 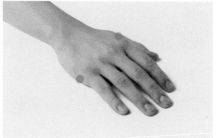

■ 남성-오후 상통침법 / 여성-오전 상통침법

● 오른손바닥-왼발 바깥쪽 3군데 상통침법

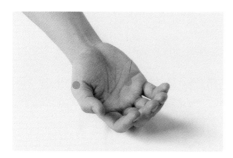 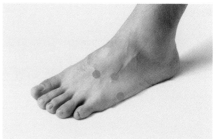

● 오른발 안쪽-왼손등 3군데 상통침법

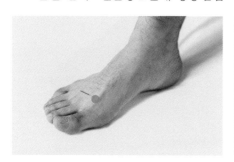 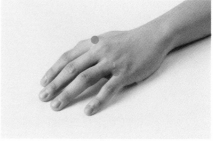

당뇨병 유형별 당뇨 상통침법

　당뇨 상통침법은 당뇨병의 유형에 따라 성별, 맥과 증상, 체질을 종합적으로 감별해서 총 6가지 침법으로 구분된다. 경락과 장기를 상통시키는 6가지 상통침법은 폐경-방광경 상통침법, 심경-담경 상통침법, 심포경-위경 상통침법, 비경-소장경 상통침법, 신경-삼초경 상통침법, 간경-대장경 상통침법이다.

　당뇨 상통침법의 기본은 남성-오전 상통침법이 여성-오후 상통침법과 같고, 남성-오후 상통침법이 여성-오전 상통침법과 같다.

■ 상소

　상체, 머리, 어깨의 기혈이 잘 순환되도록 해야 한다. 폐경-방광경 상통침법과 심경-담경 상통침법으로 치료를 하면 상부의 열기를 없애 장기와 경락이 활성화된다.

● 폐경-방광경 상통침법

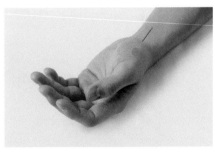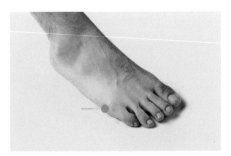

남성-오전 상통침법(왼손바닥 - 오른발)

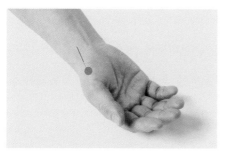
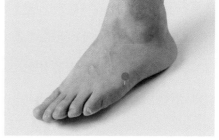

여성−오전 상통침법(오른손바닥 − 왼발)

● 심경−담경 상통침법

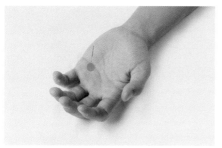
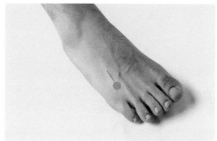

남성−오전 상통침법(왼손바닥 − 오른발)

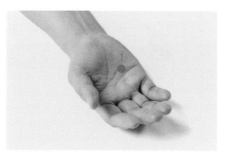
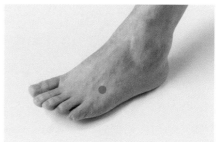

여성−오전 상통침법(오른손바닥 − 왼발)

■ 중소

소화기관의 중부와 하복부의 기혈이 잘 순환되도록 해야 한다. 심포경−위경 상통침법과 비경−소장경 상통침법으로 치료하면 중복부의 기혈이 소통되어 장기와 경락이 활성화된다.

• 심포경−위경 상통침법

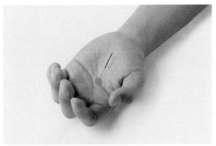
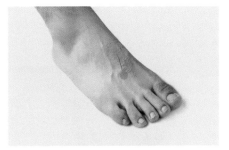

남성−오전 상통침법(왼손바닥 −오른발)

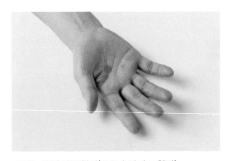
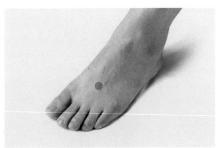

여성−오전 상통침법(오른손바닥 − 왼발)

● 비경-소장경 상통침법

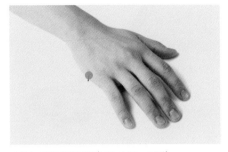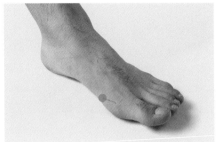

남성-오전 상통침법(오른손등 - 왼발)

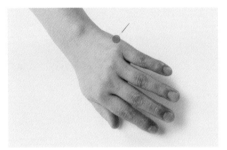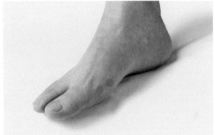

여성-오전 상통침법(왼손등 - 오른발)

■ 하소

하체, 다리의 기혈이 잘 순환되도록 해야 한다. 신경-삼초경 상통침법과 간경-대장경 상통침법으로 치료하면 하복부의 냉기를 없애 장기와 경락이 활성화된다.

● 신경–삼초경 상통침법

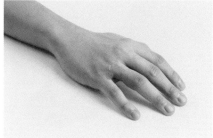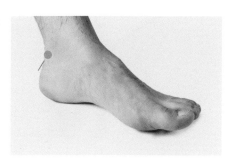

남성–오전 상통침법(오른손등 – 왼발 안쪽)

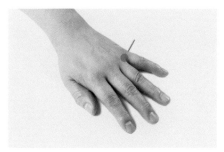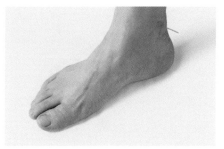

여성–오전 상통침법(왼손등 – 오른발)

● 간경–대장경 상통침법

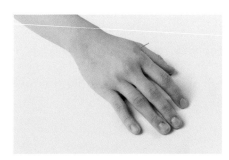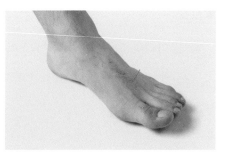

남성–오전 상통침법(오른손등 – 왼발)

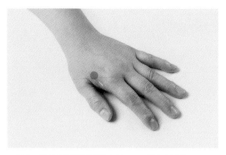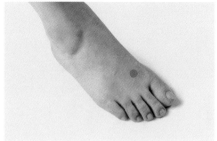

여성-오전 상통침법(왼손등 – 오른발 안쪽)

■ 허로증(노화형)

증상에 따라 상체, 중체, 하체의 기혈 순환이 활성화되도록 해야 한다. 노화나 정액이 부족한 경우는 신경-삼초경 상통침법, 어혈이 심한 경우는 간경-대장경 상통침법, 냉증이 심한 경우는 심경-담경 상통침법으로 치료하면 장기와 경락이 활성화된다.

● 신경-삼초경 상통침법(노화나 정액이 부족한 경우)

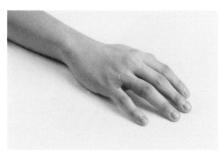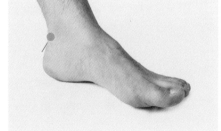

남성-오전 상통침법(오른손등 – 왼발)

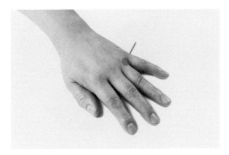
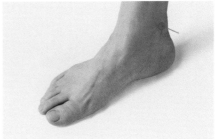

여성−오전 상통침법(왼손등 − 오른발)

- 간경−대장경 상통침법(어혈이 심한 경우)

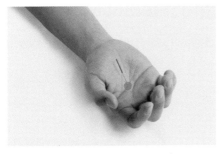
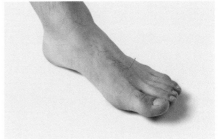

남성−오전 상통침법(오른손바닥 − 왼발)

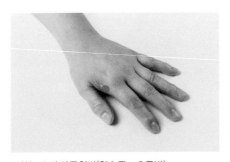
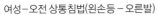
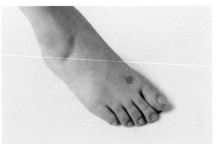

여성−오전 상통침법(왼손등 − 오른발)

● 심경-담경 상통침법(냉증이 심한 경우)

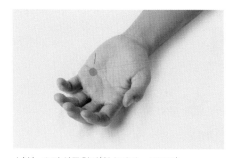 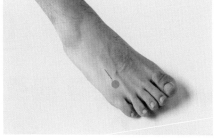

남성-오전 상통침법(왼손바닥 – 오른발)

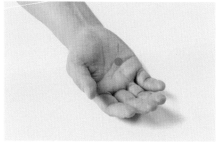 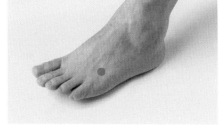

여성-오전 상통침법(오른손바닥 – 왼발)

04

체온을 빠르게 상승시키는
뜸 요법

질병이 생기는 주된 이유 중 하나는 저체온이다. 고혈압, 암과 같은 질병도 저체온과 관련이 크다. 체온이 저하되면 몸속에 쌓인 독소를 배출하는 힘이 약해지고, 혈관이 수축해 혈액순환이 나빠지면서 장기나 조직의 기능이 떨어진다. 그러다 췌장에서 인슐린의 분비가 적어지거나 인슐린의 사용에 장애가 발생하면 당뇨병으로 이어진다.

정상 체온을 유지하면 어떤 질병이든 예방할 수 있고, 당뇨병이 생겨도 치료가 가능하다. 체온을 상승시키는 가장 좋은 방법이 뜸이다. 뜸은 경혈 부위에 적당한 열을 가함으로써 체온을 빠르게 상승시킨다. 그러면 면역력이 향상되고 기혈의 흐름이 원활해져 당뇨병 치료에 많은 도움이 된다.

뜸을 뜨는 방법은 '직접뜸'과 '간접뜸'이 있다. 직접뜸은 피부에 강한 자극, 즉 화상을 생기게 해서 짧은 시간에 응급한 질병을 치료하는 것이 목적이고, 간접뜸은 피부에 약한 자극을 장시간 주어 만성질환의 치료는 물론 예방과 양생에 유용하다. 간접뜸은 당뇨병은 물론 저체온증이나 냉기를 제거하는 데도 좋다.

간접뜸은 오랜 시간 열을 가해야 하니 뜸의 크기가 클 수밖에 없는데, 시술 도중에 냄새와 연기가 발생하는 단점이 있고, 가정에서 뜸을 뜨다 보면 화상을 입을 수도 있다. 이러한 단점과 불편함을 해결하면서 효과를 극대화한 뜸을 대한경락진단학회와 별뜸연구소가 협력해 개발한 것이 '별뜸'이다. 별뜸은 인체 부위별로 편리하고 안전하게 뜸을 뜰 수 있으며, 기존 뜸보다 오랜 시간에 걸쳐 열기를 체내 깊숙이 전달하는 장점이 있다. 별뜸 대신 시중에서 판매하는 간접뜸을 사용해도 된다.

당뇨병 유형별 뜸 치료법

당뇨병 유형별 뜸 치료법과, 당뇨병 치료에 도움이 되는 뜸 부위와 효능은 다음과 같다. 모든 당뇨병 환자는 하복부가 냉한 편이기 때문에 뜸으로 하복부를 따뜻하게 하고, 유형별로 필요한 부위에 추가로 뜸을 뜬다.

■ 상소 _ 배 상부·하부, 등 상부

심장과 폐가 약해진 상태에서 화나 열이 발생해 당뇨병이 생겼으므로 심장과 폐의 기능을 강화하고 심장과 폐에 열을 가하기 위해 배 상부·하부, 등 상부를 뜸으로 치료한다.

부연하면, 정신적인 스트레스로 인해 가슴 부위의 기혈 소통이 원활하지 않기 때문에 흉부의 전중혈·거궐혈, 머리의 백회혈, 등의 상부인 대추혈·심수혈·폐수혈·궐음수혈, 손의 노궁혈·소부혈, 발의 용천혈에 간접뜸을 해서 열을 내리고 기혈이 잘 순환되게 만들어야 한다. 또 심장의 열을 떨어뜨리면 기혈의 순환이 개선되어 자연적으로 당뇨병이 완화될 수 있다. 독소 제거에도 도움이 되는데 심수혈, 폐수혈, 궐음수혈에 있는 독소를 제거하면 혈액순환이 원활해진다.

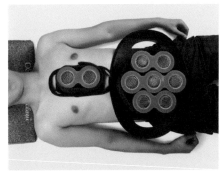 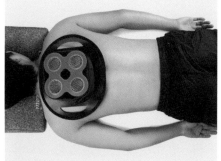

별뜸으로 배의 상부와 하부에 뜸을 뜨는 장면   별뜸으로 등의 상부에 뜸을 뜨는 장면

■ 중소 _ 배 중부·하부, 등 중부

음식을 무절제하게 먹어 기혈의 소통이 막혀 있어 배 상부가 차가운 경우가 많다. 비장, 위, 대장, 소장이 약해져서 음식을 먹어도 영양이 섭취되지 못하고

계속 음식을 먹으려 하기 때문에 뜸 치료는 비장과 위, 소장, 대장의 기능을 강화하기 위해 배 중부·하부, 등 중부에 열을 가하는 방식으로 이루어진다. 즉 배 중부·하부의 중완혈·하완혈, 머리의 백회혈, 등 중부의 비수혈·위수혈, 손의 어제혈, 발의 태충혈에 간접뜸을 하면 기혈이 상하로 잘 통하면서 당뇨병 치료에 효과가 좋다.

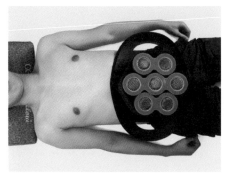 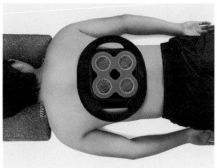

별뜸으로 배의 하부에 뜸을 뜨는 장면　　　　별뜸으로 등의 중부에 뜸을 뜨는 장면

■ 하소 _ 배 하부, 등 하부

신장과 방광, 명문 등의 기능을 강화하고 열을 가하기 위해 배 하부의 관원혈·기해혈, 머리의 백회혈, 등 하부의 삼초수혈·신수혈·방광수혈·명문혈, 손의 중저혈·어제혈, 발의 태계혈·통곡혈에 침과 함께 뜸을 뜨면 기혈이 상승해 당뇨병 치료에 효과가 좋다.

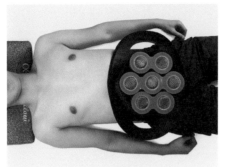
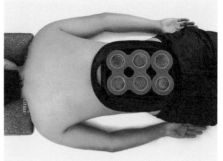

별뜸으로 배의 하부에 뜸을 뜨는 장면   별뜸으로 등의 하부에 뜸을 뜨는 장면

■ 허로증(노화형) _ 배 중부·하부, 등 중부·하부

　기혈 부족, 진액 부족, 냉증, 어혈 등의 다양한 원인으로 생긴 당뇨병의 뜸 치료는 배 중부·하부, 등 중부·하부에 열을 가하는 방식으로 이루어진다. 신장과 방광, 명문, 비장, 위, 대장, 소장의 기능을 강화함으로써 기혈과 진액을 보강하고, 체온을 올리고, 어혈을 제거해 다양한 원인으로 발생한 당뇨병 치료에 좋다.

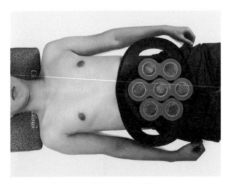
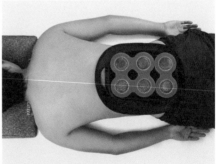

별뜸으로 배의 하부에 뜸을 뜨는 장면   별뜸으로 등의 하부에 뜸을 뜨는 장면

당뇨병 치료에 도움이 되는
주요 경혈

백회혈_ 뇌를 깨어나게 하고 전신을 활성화한다(모든 유형의 당뇨병에 효과)

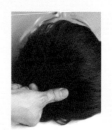

정수리 부위에 있는 백회(百會)혈은 '모든 경락이 모이는 곳'이라는 뜻으로 인체 전반을 조율한다. 백회는 인체의 정중선과 두 귀를 연결하는 선이 교차하는 곳이다. 백회혈을 자극하면 머리가 맑아지고, 정신이 안정되며, 온몸의 혈액순환이 촉진되어 인체 전반이 활성화된다. 또한 뇌를 깨어나게 하고, 과중한 스트레스로 인한 각종 두통이 사라질 뿐만 아니라 탈모를 예방하고 양기를 끌어올리는 효과가 있다.

대추혈_ 열로 인한 증상을 제거한다(상소에 효과)

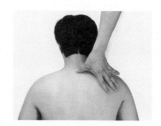

대추(大椎)혈은 제7경추극 돌기 아래에 있다. 손을 등 부위의 경추 아래쪽으로 쓰다듬어 내려갈 때 가장 높이 솟은 척추가 바로 대추혈이다. 대추혈에 노폐물이 쌓이면 머리와 팔, 몸의 아래쪽으로 내려가는 기혈의 순환이 막혀 머리가 아프거나 팔이 저리거나 어깨가 아프다. 심하면 중풍이 올 수 있다.

견정혈_ 담과 울혈, 오십견을 풀어준다(상소에 효과)

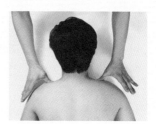

견정(肩井)혈은 어깨 한가운데에 있는 혈로, 움푹 파인 우물과 같다는 뜻에서 붙여진 이름이다. 손으로 반대편 어깨를 감쌀 때 닿는 부분으로, 견정혈을

자극하면 경락이 소통되고 기를 다스려 담을 없애고 뭉친 것을 풀어준다. 특히 어깨 관련 질병을 다스리는 데 탁월한 효과가 있다.

전중혈_ 가슴의 답답함을 완화한다(상소에 효과)

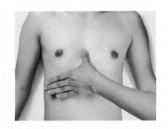

전중(膻中)혈은 단중혈이라고도 하며, 좌우 유두를 연결한 선의 한가운데에 있다. 이 혈을 자극하면 호흡계와 순환계의 기능이 조절되고 가슴의 답답함이 완화된다. 우울증이나 스트레스로 맺힌 가슴의 울화증과 스트레스를 말끔하게 날릴 수 있다.

거궐혈_ 심장의 열을 떨어뜨린다(상소에 효과)

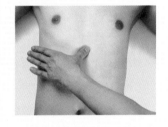

거궐(巨闕)혈은 배의 가운데 선에서 배꼽 위로 6촌(약 18cm 거리)인 곳에 자리하는 임맥(任脈. 몸 앞쪽의 중심선을 따라 흐르는 경락)에 속하는 혈이다. 이 혈을 자극하면 심장과 심혈관 순환이 활성화되고, 심장의 열을 떨어뜨리고 폐의 호흡도 편안해져 산소의 공급이 원활해진다.

노궁혈_ 정신적인 스트레스를 풀어준다(상소에 효과)

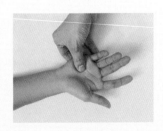

손바닥 부위의 노궁(勞宮)혈은 가볍게 주먹을 쥐었을 때 4번째 손가락이 닿는 곳이다. 노궁혈은 심열(心熱)을 내려 정신을 맑게 하고 정신적인 스트레스나 흥분을 억제하는 경혈이므로 가능하면 양손을 다 자극하는 것이 좋지만 여성은 오른쪽, 남성은 왼쪽을 자극해도 된다.

족삼리혈_ 비장과 위의 기능을 회복한다(중소에 효과)

족삼리(足三里)혈은 경골(脛骨) 외측에서 엄지손가락 가로 폭만큼의 거리에 있다. 족삼리를 자극하면 비장과 위가 튼튼해지고 신장이 보강된다. 또한 심장이나 머리로 열이 올라가는 것을 방지하고, 정신을 안정시켜 당뇨병을 치료하는 데 효과적이다.

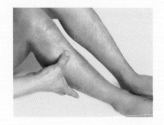

중완혈_ 위 기능이 좋아지고 소화 기능이 활성화된다(중소에 효과)

위의 중앙이 되는 지점을 중완(中脘)혈이라고 한다. 복부 한가운데 선에서 배꼽 위 4촌(약 12cm 거리)되는 지점에 있다. 즉 중완혈은 위의 텅 빈 부분의 한가운데 있는 경혈로, 해부학적으로는 위 유문부에 해당한다. 중완혈을 자극하면 위가 좋아져서 위염, 위궤양, 위하수증, 급성장경색, 위통, 구토, 헛배 부름과 설사, 변비, 소화불량에 좋다.

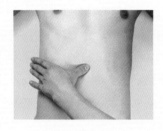

용천혈_ 피로를 풀어주고 원기를 회복한다(하소에 효과)

용천(湧泉)혈은 발바닥 중심선 앞에서 3분의 1 부위, 제2·3중족골 사이에 있다. 용천혈을 자극하면 정신이 맑아지고 원기를 북돋워 마음이 편안해진다. 불면증, 초조, 불안 해소에도 효과가 있다. 육체 과로에 따른 당뇨병에는 용천혈을 지압하는 것만으로도 효과가 좋다. 발은 심장에서 가장 멀고 냉해지기 쉬운 곳이라 순환 장애가 발생하기 쉬운데, 용천혈을 지압하면 피로 해소, 냉증 제거, 신장 기능 활성에 도움이 된다.

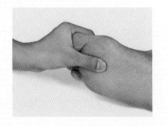

명문혈_ 원기를 회복하고 노화를 예방한다(하소와 허로증에 효과)

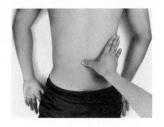

명문(命門)혈은 목숨의 문이라는 뜻으로 배꼽의 정반대편에 있다. 명문혈을 자극하면 원기를 북돋워 허리와 무릎이 튼튼해진다. 요통, 척추염, 좌골신경통, 발기 불능, 대하, 생리통, 자궁내막염, 여성 생식기 관련 질병에도 좋다.

관원혈_ 원기를 보강하고 노화를 예방한다(하소와 허로증에 효과)

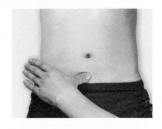

관원(關元)혈은 배꼽 아래로 3촌(약 9cm 거리) 정도 떨어진 곳에 있다. 관원혈을 자극하면 배의 하부가 냉하거나 원기가 약해서 생기는 변비, 설사 등의 증상을 없애고 생식기 및 비뇨기의 기능을 활성화한다. 또한 가슴의 답답함을 풀어주고, 전신의 기혈 생성을 돕는다.

곡지혈_ 노화로 생긴 증상들을 완화한다(허로증에 효과)

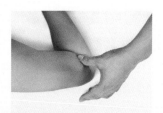

곡지(曲池)혈은 손바닥을 가슴에 대고 팔꿈치를 구부렸을 때 팔꿈치 가로무늬 바깥쪽 끝에 있다. 곡지혈을 자극하면 복통, 구토, 설사, 고열, 빈혈, 당뇨병, 탈모증, 반신불수, 정신착란, 알레르기 질환, 구안와사 등에 효과가 있다. 그리고 모든 노인병에 좋고 노안에도 효과가 있어 눈이 밝아진다.

05

어혈 제거로 기혈의 흐름을 돕는
부항 요법

부항 요법으로 어혈을 제거하면 기혈의 흐름이 활성화되어 당뇨병 치료에 도움이 된다.

기혈의 흐름이 막히면 그 부분에 통증이 생기거나, 관련 있는 경락이나 장기에 이상이 생긴다. 이상이 발생한 부위에 부항 요법으로 사혈을 하면 막힌 곳이 개선되면서 기혈의 흐름이 왕성해져 독소가 제거되고 혈액순환이 좋아진다. 그러면 장기나 경락의 흐름이 활성화되고 면역력이 증진되어 당뇨병 치료에 도움이 된다. 주로 등 부위에 사혈을 하고 부항을 함으로써 어혈을 제거한다.

당뇨병 유형별 부항 부위

■ 상소: 등 상부의 폐수·궐음수(심포수)·심수

　등 상부에 부항을 뜨면 심장과 폐의 기혈이 잘 통해 화기를 다스릴 수 있다. 폐수는 3흉추, 궐음수는 4흉추, 심수는 5흉추 아래에서 양쪽으로 1.5촌(4cm) 부위에 위치한다.

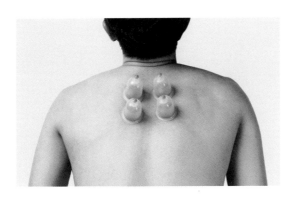

■ 중소: 등 중부의 간수·담수·비수·위수

　등 중부에 부항을 뜨면 간, 담(쓸개), 비장, 위의 기혈이 잘 통해 중소에 좋다. 간수는 9흉추, 담수는 10흉추, 비수는 11흉추, 위수는 12흉추 양쪽으로 1.5촌 (4cm) 부위에 위치한다.

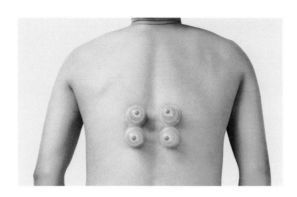

■ 하소: 등 하부의 삼초수·신수·대장수·소장수·방광수

　등 하부에 부항을 뜨면 삼초, 신장, 대장, 소장, 방광의 기혈이 잘 통해 하소와 허로증(노화형)에 좋다. 삼초수는 1요추, 신수는 2요추, 대장수는 4요추, 소장수는 1천골, 방광수는 2천골 아래에서 양쪽으로 1.5촌(4cm) 부위에 위치한다.

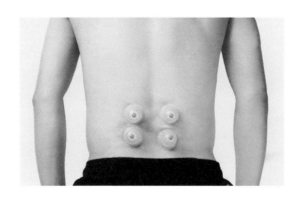

■허로증(노화형): 원인과 증상에 따라 등의 상부·중부·하부

정액이 부족해서 생긴 당뇨병, 어혈로 인한 당뇨병, 냉증으로 인한 당뇨병은 등의 하부에 부항을 뜬다. 기혈 부족으로 인한 당뇨병은 등 중부에, 기혈의 순환 장애로 인한 당뇨병은 등 상부에 부항을 뜨면 좋다.

• 정액이 부족해서, 어혈로 인해, 냉증으로 인해 당뇨병이 생겼을 때

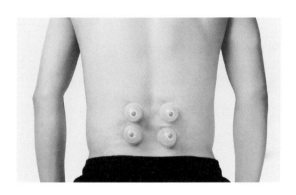

• 기혈 부족으로 당뇨병이 생겼을 때

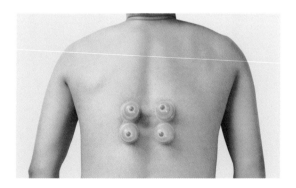

• 정기혈의 순환 장애로 당뇨병이 생겼을 때

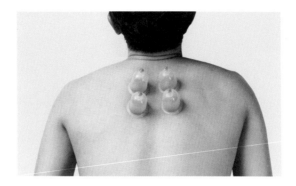

06

활성산소를 제거하는
수소 요법

인체는 호흡을 해서 산소를 흡입한다. 산소의 대부분은 수소와 결합해 물이 되지만 일부는 산소와 결합하지 않는 활성산소가 된다. 활성산소는 불안정한 상태이므로 안정화를 위해 결합할 상대를 찾아 우리 몸속을 떠다닌다. 활성산소는 인체에서 일부 유용한 기능도 하지만, 과다한 활성산소는 체내 곳곳에서 혈액의 산성화와 독소, 염증을 일으키고 당뇨병, 고혈압, 암, 치매, 요로결석, 신장결석, 담결석, 각종 관절염 등 만병을 만드는 주범이 된다. 하지만 수소를 활성산소와 결합시키면 무해한 물이 되어 활성산소가 제거된다. 그런 원리로 수소 요법을 시행한다.

당뇨병 치료에 수소를 활용한다고 하면 의아해하는 사람들이 많지만, 수소 요

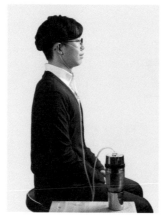
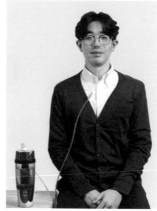

수소 힐러(H₂-Healer)로 수소를 코로 흡입하는 모습

법은 우리 몸에 생명력을 부여해 당뇨병의 근본 치료를 가능하게 한다. 원래 수소는 생명을 만드는 유전자 본체인 DNA를 형성하는 데 꼭 필요한 요소다. 다만 그 결합 구조가 약하기 때문에 깨지기 쉽다. 따라서 체내에 수소를 공급해서 DNA를 회복하면 각종 질병에 대한 저항력이 강해지고 질병 치료에도 도움이 된다.

일본의 대체의학 전문가인 호시코 나오미 박사가 당뇨병 환자 5명에게 매일 1시간 동안 수소를 흡입하게 했더니 공복 혈당이 220mg/dℓ에서 100mg/dℓ로, 230mg/dℓ에서 98mg/dℓ로, 250mg/dℓ에서 110mg/dℓ로, 125mg/dℓ에서 108mg/dℓ로 점차 낮아지다가 결국 정상화되었다고 한다. 이는 단 2개월 만에 달성한 결과여서 더욱 놀랍다.

수소 발생기로 아침과 저녁으로 수소를 코로 흡입하면 활성산소가 제거되어 혈액의 산성화를 막고, 당뇨병 치료는 물론 노화도 방지된다.

07

섬유질이 풍부한
통곡물 당뇨식 요법

근래 들어 당뇨병 환자들에게 영양소를 적극적으로 공급하면 당뇨병 합병증을 막을 수 있다는 연구 결과들이 속속 나오고 있다. 당뇨병에 걸리면 건강 유지에 중요한 영양소가 흡수되지 못하고 계속 빠져나간다. 혈액 속의 포도당이 소변으로 배출될 때 많은 양의 영양소도 함께 빠져나가기 때문이다. 이 소실된 영양소를 음식으로 보충하지 않으면 삶의 질이 떨어지고 수명도 단축된다. 따라서 당뇨병 환자들에게는 '무엇을 먹느냐'가 결국 몸 상태와 혈액의 상태를 결정하는 중요한 요소가 된다.

하지만 풍문으로 들은 '당뇨병에 좋은 음식'만으로는 당뇨병이 개선되기가 쉽지 않다. 음식끼리도 궁합이라는 것이 있으며, 영양 성분을 맞춰서 먹어야 하기 때문이다. 그래서 우리 한의원에서는 모든 당뇨병 유형에 좋도록 통곡물 10가지로 구성된 당뇨식을 만들어 한약, 침, 뜸 등의 한의학 치료와 함께 제공하고 있다. 그 결과 매우 좋은 효과를 발휘해 여기에 소개한다.

당뇨식 레시피의 비밀

우리 한의원에서 개발한 당뇨식은 한의학 의서들에서 당뇨병을 치료했다는 통곡물들만 골라 조합하고 실제 임상적으로 검증한 레시피로 만들어졌다. 당뇨식에는 10가지 통곡물이 들어간다(264쪽 참조).

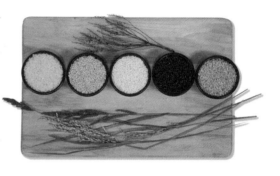

통곡물에는 섬유질이 많다. 2018년 〈사이언스〉에 실린 논문에 의하면, 섬유질을 많이 먹은 2형 당뇨병 환자는 한 달 만에 혈당이 30%나 떨어지고 체중과 지방도 감소했다. 2형 당뇨병은 만성염증이 주요 원인이다. 만성염증은 면역체계가 과도하게 작동하는 흥분된 상태로, 주위 조직을 상하게 한다. 독일 막스델부뤽 연구센터는 섬유질이 흥분된 면역체계를 진정시킨다는 사실을 밝혀냈다. 따라서 섬유질이 풍부한 통곡물 식사를 하면 당뇨병이 개선되는 것은 당연한 일이다.

10가지 통곡물은 265쪽 표에 나온 비율로 조합된다. 당뇨식의 소화력과 식감

:: 당뇨식에 들어가는 10가지 통곡물

곡물명	맛과 성질	해당 장기	효능
현미 멥쌀	· 달다 · 평이한 성질	비장, 위, 폐, 심장	기를 보강하고, 비장과 소화 기능을 보강한다. 피곤함과 무력증을 개선하고, 가슴이 답답하고 입마름 증상 완화에 도움이 된다.
수수(출촉)	· 달고 쌉싸름하다 · 따뜻한 성질	비장, 위, 폐	소화 기능을 보강하고, 마음을 안정시킨다. 소화 기능이 약해서 오는 설사, 구토, 소화불량, 잠을 잘 못 자고 꿈이 많은 경우, 가래와 기침 완화에 도움이 된다.
찰기장쌀(속미)	· 달고 짜다 · 찬 성질	신장, 비장, 위	소화 기능을 보강하고, 열을 제거하며, 해독력을 강화한다. 입마름 증상 완화와 구역질 완화에 효과가 좋다.
통밀(소맥)	· 달다 · 껍질은 차고 낟알은 따뜻한 성질	심장, 비장, 신장, 간	간 기능과 심장을 보강하고, 신장의 기능을 돕고, 열을 제거하고, 입이 마르지 않도록 한다. 가슴이 답답한 증상 완화에 도움이 된다.
메밀(교맥)	· 달고 약간 시다 · 찬 성질	위, 대장	소화 기능을 보강하고, 식적을 없애고, 장을 해독하고, 위와 장의 노폐물을 제거하고, 급성 및 만성 설사 완화에 도움이 된다.
보리쌀 또는 찰보리쌀	· 달다 · 약간 따뜻한 성질 (껍질 벗긴 것)	비장, 신장	소화 기능을 보강하고, 장을 편안하게 한다. 배에 가스가 차거나, 잘 체하거나, 설사, 소변을 잘 못 보는 증상 완화에 도움이 된다.
율무(의이인)	· 달고 단백하다 · 조금 찬 성질	비장, 폐, 신장	소화 기능을 보강하고, 습과 열을 제거하고 염증이나 종양을 없애고, 다리나 손이 붓는 것을 개선한다. 폐나 장에 생긴 염증을 없애는 데 도움이 된다.
녹두	· 달다 · 찬 성질	심장, 위	열을 없애고, 입마름 증상을 개선한다. 소변을 잘 보게 하고, 전신 해독에 도움이 된다.
팥(적소두)	· 달면서 새콤하다 · 평이한 성질	심장, 비장, 신장, 소장	소변을 잘 보게 하고, 부종을 없애고, 입마름 증상을 없애고, 열을 제거하는 데 도움이 된다.
쥐눈이콩(여두)	· 달다 · 따뜻한 성질	비장, 신장, 심장	소화 기능과 신장을 보강하고, 소변을 잘 보게 하고, 해독에 도움이 된다.

당뇨병 유형별 당뇨식 레시피

통곡물	조합 비율(%)			
	모든 유형의 당뇨병	상소	중소	하소
가바현미	40%	60%	70%	50%
현미 멥쌀	24%			
수수	5%	4%	3%	5%
찰기장쌀	7%	6%	4.5%	7.5%
통밀	2%	4%	3%	5%
메밀	2%	4%	3%	5%
찰보리쌀	12%	6%	4.5%	7.5%
율무	2%	4%	3%	5%
녹두	2%	4%	3%	5%
팥	2%	4%	3%	5%
쥐눈이콩	2%	4%	3%	5%
계	100%	100%	100%	100%

은 현미가 얼마나 들어가느냐에 따라 차이가 있다. 현미가 많이 들어갈수록 탄수화물의 함량이 증가해 포만감이 좀 더 오래 지속된다. 잡곡의 함량이 늘어나면 단백질, 비타민, 미네랄 함량이 증가해 당뇨병에는 좀 더 도움이 될 수 있다. 현미를 먹는 것이 백미나 찹쌀을 먹는 것보다 혈당을 내리는 효과가 있으므로 현미의 비율은 소화력이나 대변의 상태를 고려해 결정한다.

당뇨병에 효과가 좋은 현미는 가바현미가 가장 좋고, 그다음이 현미, 다음이 오분도 쌀(쌀겨층의 절반만 벗겨 쌀눈이 남아 있는 쌀)이다.

당뇨식에 들어가는 10가지 통곡물의 효능

■ 가바현미

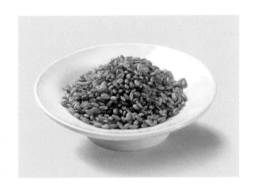

가바(GABA, 감마아미노낙산)는 자연계에 분포하는 비단백질 아미노산으로 4개의 탄소로 구성되어 있으며, 물에 매우 잘 녹는 성질이 있다. 중추신경계의 억제성 신경전달물질로서 뇌와 척수에 주로 존재하며 당뇨병 예방, 혈압 강하, 불면증 및 통증과 불안 증상의 완화, 우울증 완화와 같은 기능을 한다(An MK 외, 2010. Analysis of r-aminobutyric acid(GABA) content in germinated pigmented rice. Korean J. Food Sci. Technol. 42(5):632~636). 또한 성장호르몬의 분비를 촉진하고, 각종 건강 문제를 해결해준다. 가바가 함유된 현미, 발아현미도 혈당과 혈압을 내려주는 효과가 있는 것으로 알려져 있다(Brown AW, Shelp Bj. 1997. The metabolism and functions of γ-aminobutyric acid(GABA). Plant Physiol 115:1~5). 국내에서 개발한 기능성 품종 중 하나인 가바현미의 경우 가바의 함량이 일반 현미보다 8배, 흑미보다 4배가량 많다.

■ 현미 멥쌀

쌀을 수확하면 도정을 하는데 도정 과정에서 벼의 겉껍질, 속껍질, 씨눈이 떨어져 나간다. 이것을 모두 벗겨낸 것이 백미이고, 현미는 벼의 겉껍질만 벗겨낸

쌀을 말한다. 현미는 기를 보강하고, 비장과 소화 기능을 좋게 하고, 피곤함과 무력증을 개선하고, 가슴 답답함과 갈증에 좋다.

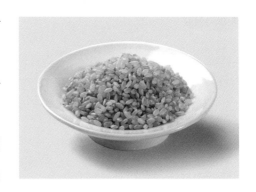

씨눈이 없는 백미는 위와 장에서 정체되는 시간이 길지만, 현미는 씨눈이 소화를 돕기 때문에 위와 장을 빨리 통과해서 당뇨병에 좋다. 백미는 위와 장에 오래 머물면서 한꺼번에 흡수되기 때문에 혈당이 갑자기 높아지는 반면, 현미는 위와 장에 오래 머물지 않아 완만하게 흡수되기 때문이다. 그래서 현미를 먹으면 혈당이 고르게 유지되어 인슐린 과분비와 저혈당이 예방된다.

■ 수수

수수는 맛이 달고 쌉싸름하며 기운은 따뜻하다. 곡물 중에서 낱알이 가장 크고 많다. 비장이 약해서 설사를 하고 토하거나 소화불량을 겪을 때 비장을 좋게 해서 설사를 없애고 가래를 삭인다. 또 잠을

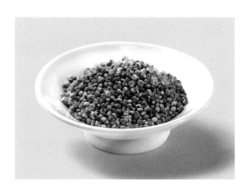

잘 못 이루고 꿈이 많을 때 마음을 안정시킨다.

■ 찰기장쌀

찰기장쌀에는 달고 짠맛이 있어
신장의 기운을 돋우고 비장과 위의
열을 없애고 기를 보강해 소변을 잘
보게 한다. 해독 작용도 한다.

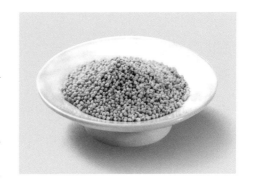

찰기장쌀은 성질이 차고 압축과 수
렴 작용이 뛰어나 땀, 구토, 설사로
진액이 새어나가는 것을 막아준다. 진액이 새어나가는 질병에 사용할 때는 죽이
나 미음 형태로 섭취한다. 찰기장쌀로 만든 미숫가루는 성질이 차가워서 갈증을
잘 풀어준다. 따라서 상체는 뜨거워서 땀이 나고 갈증이 나며, 하체는 차가워서
설사하는 여름철에 잘 맞는 곡물이다.

■ 통밀과 메밀

통밀(소맥)은 껍질의 성질이 차갑고 낟알의 성질은 따뜻하므로 껍질째 통으로
쓰는 것이 좋다. 이때 껍질이 터지면 성질이 따뜻해진다. 따라서 껍질을 벗겨내고
빻은 밀가루는 열과 번조(몸과 마음이 답답하고 열이 나서 손과 발을 가만히 두지 못하
는 것)를 멎게 하지 못한다.

밀은 가을에 파종해서 다음해 여름에 종자가 익는다. 사계절의 기운을 다 받
으므로 자연히 차가운 성질과 따뜻한 성질을 동시에 가지고 있으므로 밀가루는
따뜻하고 밀기울은 찬 것이 당연하다.

통밀에 함유된 루틴은 모세혈관을 강화하고 혈관 벽을 튼튼하게 해 동맥경화,

268

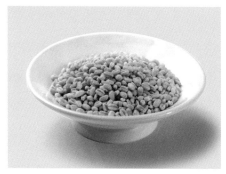

통밀

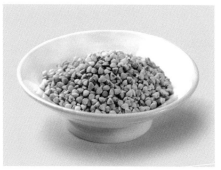

메밀

고혈압, 뇌출혈을 예방하고 당뇨병, 비만 등 만성질환을 개선하는 데 효과가 좋다. 혈관 벽이 튼튼하면 혈액을 통해 수분과 산소 공급이 원활해지므로 피부가 좋아지는 효과까지 거둘 수 있다.

메밀(교맥)의 찬 성질은 피부를 두텁게 해서 진액이 땀과 대변, 냉 등으로 새는 것을 막아준다. 그래서 겨울에 적합한 음식이지만 너무 많이 먹으면 피부를 틀어막아 열이 머리로 올라서 어지럼증이 생길 수도 있다.

■ 보리쌀(찰보리쌀)

보리쌀(찰보리쌀)은 대맥이라고도 하며, 껍질을 벗긴 것을 의미한다. 통보리는 성질이 차지만 껍질을 벗기면 따뜻한 기운이 돈다. 맛은 달고 독이 없다. 조중익기(소화기를 포함한 인체의 중초를 조화롭게 해 허약한 원기를 돕

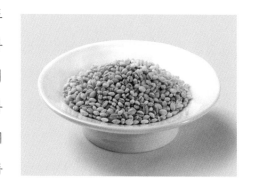

는 작용)하고, 설사를 멎게 하며, 오장을 튼실하게 해 오래 먹으면 살이 찌고 튼튼해지며 윤기가 흐르게 된다. 《본초강목》에 의하면 오곡 중에서 가장 열을 많이 발생시키지만, 갑자기 많이 먹으면 방귀가 나와 다리가 약해지는 것 같은 느낌이 든다.

《동의보감》에는 '보리쌀에 소통(관장, 이수), 건비화위(비장을 튼튼하게 하고 위를 조화롭게 하는 효능), 소갈병 해소 등의 효능이 있다'고 적혀 있다. 보리쌀은 익히면 이롭지만 날로 먹으면 차서 해롭다. 보리는 밀과 마찬가지로 가을에 파종하는 것이 좋은데, 봄에 파종한 것은 기가 부족해서 힘이 약하다. 양기가 왕성한 여름에는 음의 성질인 보리를 많이 먹어야 하므로 쌀을 조금 넣고 지은 보리밥을 먹어야 한다. 보리차를 마시면 더위를 이기는 데 도움이 된다.

통밀이나 메밀은 찬 성질이 있어 많이 먹으면 열이 머리로 올라와서 어지럼증을 일으키지만 보리쌀은 어지럼증을 일으키지 않는다. 껍질을 벗기지 않은 보리는 성질이 서늘하다. 그래서 보리차와 맥주는 서늘하다. 보리쌀은 맥류이기 때문에 찰보리로 보리빵이나 보리떡을 만들어 먹을 수도 있다. 찰기는 사람을 실하게 하고 따뜻하게 한다. 보리쌀은 위장관 전반에 작용하는데 비장과 위의 기능을 좋게 해서 입맛을 돋우고 속을 편하게 한다. 그리고 위장관을 움직이게 해서 부종, 창만, 황달을 풀고 방귀가 나오게 한다.

보리쌀은 크게 겉보리쌀과 쌀보리쌀로 나뉜다. 겉보리쌀은 껍질 부분이 많고 배유가 적으며 쌀보리쌀보다 크다. 맥주는 겉보리쌀의 일종인 맥주보리의 맥아로 만든다. 쌀보리쌀은 까끄라기가 짧고, 씨방 벽으로 점착 물질이 분비되지 않아서 씨알이 성숙해도 껍질이 잘 떨어지는 특성이 있다.

■ 율무(의이인)

율무는 성질이 조금 차고, 맛은 달면서 단백하고 독이 없다. 습진 곳에서 자란 율무는 몸속의 습을 없애 비장과 위의 기능을 좋게한다. 율무는 벼과의 열매로 줄기 끝에 맺히기 때문에 기를 편안하게 해 폐의 나쁜 기운을 없애준다. 기침을 멎게 하고 장의 염증이나 종기의 고름을 잘 빼낸다. 수분을 소통시키는 효과도 뛰어나다.

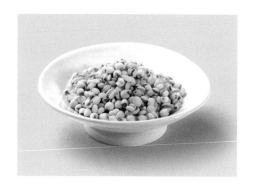

■ 녹두

'해독의 왕'으로 불리는 녹두는 성질은 차고 맛은 달고 독이 없다. 인체의 열을 내리고 부종을 해소하고 기를 내린다.《본초강목》에는 오장을 조화롭게 하고 마음을 안정시키며 12경맥을 운행시키는 데 좋다고 소개되어 있다.

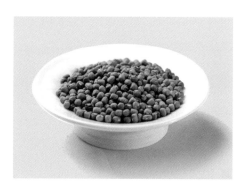

녹두로 베개를 만들어 쓰면 눈이 밝아지고 어지럼증과 두통이 사라진다. 질병을 낫게 하려면 껍질을 버려서는 안 되는데, 껍질은 차갑고 속은 평이하기 때문이다. 껍질을 없애면 기를 약간 막히게 한다. 다른 콩류에 비해 껍질이 차가워서 혈액을 해독하는 효능이 탁월해 두통, 편도선염, 가슴 답답함, 당뇨병, 각종 종기와 피부병에 좋다. 모든 콩은 해독력이 강하다. 한약을 먹을 때 녹두와 숙주나물을 먹지 말라고 하는 것은 한약의 유효 성분마저 없애버리기 때문이다. 대부분의 해독 처방에는 녹두가 들어간다.

■ 팥(적소두)

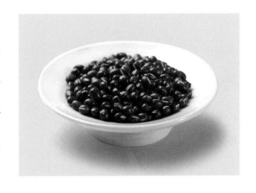

　팥은 성질이 평이해서 차갑지도 따뜻하지도 않다. 맛은 달면서 새콤하고 독이 없다. 팥은 수기(水氣)를 내리고 종양과 피고름 치료에 효과가 있다. 《본초강목》에 의하면 당뇨병을 치료하고, 설사를 멎게 하며, 소변을 잘 나가게 하고, 몸이 붓거나 아랫배에 가스가 차는 것을 없앤다. 열로 인한 옹종(작은 종기)을 없애고 어혈을 없앤다. 단, 오래 복용하면 피부가 검어지고 몸이 야윈다.

■ 쥐눈이콩(여두)

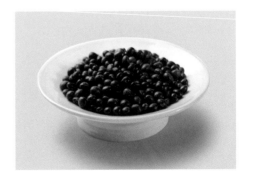

　쥐눈이콩은 《본초강목》에 따르면, 성질은 따뜻하고 맛은 달고 독이 없다. 속을 고르게 하고 기를 내리며 관맥을 통하게 하고 금속과 돌의 독

을 없앤다. 쥐눈이콩을 볶아 술에 넣어 마시면 풍이 치료된다. 신장에 해당하는 곡식이기에 먹으면 신장병에 도움이 된다. 검고 작으며 속이 파란 것이 특징이다. 쥐눈이콩은 강력한 해독제이다. 노폐물을 없애고 혈액을 깨끗하게 정화하므로 당뇨병을 치료하는 효과도 있다.

계절에 맞춰
곡물 섭취하기

곡물을 먹어서 치료할 때는 몇 가지 주의할 점이 있다. 한의학에서 모든 곡물은 한(차다)·열(뜨겁다)·온(따뜻하다)·평(평이하다)의 4가지 성질이 있으며, 산(신맛)·고(쓴맛)·감(단맛)·신(매운맛)·함(짠맛)의 5자지 맛이 있다고 본다. 이를 '기미(氣味)가 있다'라고 말한다. 또 모든 곡물에는 파이토케미컬이 들어 있어서 봄에 먹는 곡식과 여름에 먹는 곡식, 가을에 먹는 곡식과 겨울에 먹는 곡식이 다르다. 계절에 맞춰서 잘 먹으면 약이 되지만 잘못 먹으면 독이 되기도 한다.

찹쌀은 따뜻한 성질로, 비장과 위를 강하게 해 기허증(氣虛證)을 치료한다. 또 차진 특성 때문에 땀, 기침, 소변, 대변 등이 밖으로 나가는 것을 막아준다. 하지만 여름에 찹쌀을 먹으면 외부의 온도가 높은 데다 체내 열도 높기 때문에 외부로 열이 제대로 배출되지 않고 눈으로 가게 된다. 따라서 눈이 좋지 않은 사람은 여름에 찹쌀을 많이 먹으면 안 된다.

밀(소맥)은 찬 성질의 곡물로 피부를 두껍게 하고 냉기를 몰아내고 찰기가 있어서 추위를 막아준다. 또한 보리쌀은 껍질을 벗기면 따뜻하면서 단맛이 나며, 오곡 중에서 가장 많이 열을 발생시키는 곡물이라고 알려져 있다. 여름에 보리쌀을 먹는 이유는 따뜻한 것을 먹어야 피부를 열어주고, 그 영향으로 몸속의 열이 배출될 수 있기 때문이다.

통곡물의 씨눈과 싹을
먹어야 하는 이유

곡물의 영양은 대체로 껍질에 들어 있는 경우가 많다.

껍질은 내부의 에너지를 성장시키고 외부의 바이러스, 박테리아 등으로부터 속을 보호하는 역할을 하므로 단단하고, 쓰고, 맵고, 맛이 없다. 하지만 파이토케미컬 등 많은 영양소가 껍질에 담겨 있는 만큼 모든 곡물은 껍질째 먹어야 한다.

《방약합편》에 '약용 부위가 껍질인 약재는 인체의 껍질에 작용한다'는 말이 있다. 소나무 껍질에 상처가 나면 송진이 나오고, 사람은 피부가 손상되면 피를 흘리고 림프액이 나와서 세균과 병균이 침범하지 못하게 한다. 그러니 곡물은 반드시 껍질을 벗기지 않은 통곡물로 먹어야 한다.

통곡물은 해독제

현미가 백미보다 GI 지수가 낮고, 호밀빵이 흰빵보다 GI 지수가 낮으니 현미와 호밀빵이 당뇨병 환자에게 더 좋다. 영양이 넘쳐나는 현대사회에서는 해독, 정화, 배설이 더 중요하므로 해독, 정화, 배설 작용을 하는 껍질이 고스란히 있는 통곡물을 반드시 섭취해야 한다.

한의학 의서에 보면 나미(찹쌀), 소맥(밀), 대맥(보리), 교맥(메밀) 등의 곡물을 약재로 많이 사용하는데, 대부분 통곡물을 쓴다. 예컨대 여성에게는 장조증(臟燥症)이라는 병이 있다. 잘 울고 슬퍼하고 하품하고 기지개를 자주 켜면서 신경질적으로 행동하는 증상을 보인다. 이 병에는 감초, 소맥(밀), 대추를 재료로 하는 감맥대조탕(甘麥大棗湯)을 쓰는데, 이 중에서 소맥, 즉 밀가루는 반드시 통밀가루를 써야만 한다. 통밀은 우리 몸에 들어가는 순간 심장의 열을 빼주고 순환을 좋게 해 대사를 원활하게 만들고, 입이 마른 것을 없애주고 잠도 잘 오게 해준다. 반대로 껍질을 벗겨버리면 내열이 심해지고 잠이 안 오고 머리를 아프게 한다. 따라서 통밀이 아닌 껍질 벗긴 밀을 쓰면 병이 오히려 심해진다.

씨눈과 싹은 소화제

씨눈과 싹은 씨앗 껍질과 땅을 뚫고 나오는 성질이 강하다. 모든 씨눈과 싹은 막힌 것을 뚫어내는 효능이 강하다. 현대인들이 식적, 어혈, 담음 등으로 소화기, 기혈과 진액의 대사가 막혀서 오는 질병이 많으므로 씨눈과 싹은 좋은 치료제가 된다. 보리길금, 조길금, 쌀길금, 콩나물, 숙주나물 등이 이러한 질병 치료에 좋은 역할을 한다.

1993년 독일의 막스플랑크 식품연구소에서 발아현미나 발아보리 등의 효능을 연구한 결과를 발표하면서 발아 곡식이 주목받게 되었다. 콩, 보리, 현미 등의 곡물이 싹을 틔우면 원래 씨앗과는 다른 영양소를 머금게 된다. 이와 같은 영양소는 몸의 면역력을 높이고 만성질환을 예방하며 체내 독소를 씻어내는 해독 작용을 한다. 곡물의 싹은 막힌 것을 뚫고, 독소를 씻어내 기운을 끌어올리고, 신진대사를 원활하게 한다.

08

혈관 속 노폐물을 없애는
발효주스 요법

한의학 치료와 당뇨식을 병행하면서 '맑아지는 피엔발효주스'를 아침과 저녁에 마시게 했다. 맑아지는 피엔발효주스는 당근, 사과, 귤, 생강, 양파가 들어가는 청혈주스에 여주, 보리싹, 돼지감자, 황칠나무, 쑥 등을 첨가해 발효시킨 것이다. 혈관을 확장시키고 혈관 내 노폐물을 없앰으로써 당뇨병 치료에 특효를 발휘한다.

또한 활성산소를 제거해 혈액을 맑게 하고, 장과 간을 건강하게 한다. 위와 장에 부담을 주지 않고 흡수되며, 대소변을 촉진한다. 비타민과 미네랄, 파이토케미컬을 많이 함유하고 있어 아침 식사나 저녁 식사 대용으로 마시면 몸이 매우 가벼워진다. 맛과 향이 중화되어 부담없이 섭취할 수 있고, 오래 보관해도 그 효능이 거의 변하지 않는다.

발효주스의 주요 재료와 효능

■ 청혈주스

당근, 사과, 귤, 생강, 양파를 생으로 갈아서 먹는 청혈주스는 몸속 독소 배출은 물론 오염된 혈액을 맑게 해주는 '청혈' 효과가 뛰어나 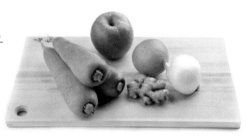 다. 만병은 혈액이 오염되면서 시작된다. 청혈주스는 재료를 생으로 먹으니 효소가 풍부하다. 효소는 체내에 단백질, 비타민, 미네랄 등을 충분히 공급해서 항염·항균, 해독·살균, 혈액 정화, 소화·흡수, 분해·배출 작용을 한다. 청혈주스의 재료 중 생강과 양파는 혈액을 맑게 하는 청혈 효과가 특출나지만, 양파의 향이 역겹고 싫은 사람은 뜨거운 물에 데쳐서 넣어도 된다.

■ 여주

여주는 당뇨에 좋은 대표적인 음식으로 혈당을 조절하고 비만도 예방한다. 여주는 모든 당뇨병 유형에 좋지만 혈액의 생성을 촉진해 중소에 특히 효과가 좋

다. 여주는 쓴맛이 강하지만 위를 자극해
소화액 분비를 촉진시켜 식욕을 좋게 하고,
장에도 좋은 역할을 한다.

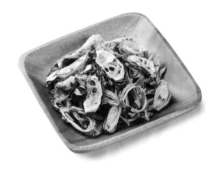

■ 보리싹

　보리싹은 혈관에 쌓인 노폐물을 제거하는
혈관 청소부 역할을 하고, 풍부한 칼륨이 혈
중 나트륨 농도를 떨어뜨려 혈관 질환이나 당뇨
병, 고혈압, 고지혈증에 좋다. 섬유질이 풍부해서
위와 장 건강에 탁월하다. 혈액의 생성을 촉진해 인
슐린 생성에 도움을 주고, 위 기능을 활성화해 소화를 좋게 하고, 장 기능을 활
성화해 변비 해소에도 좋다. 체지방을 줄여 복부비만을 해소하는 데도 도움이
된다.

■ 돼지감자

　돼지감자에는 일반 감자보다 이눌린이 약
75배나 많다. 이눌린은 천연 인슐린 역할을 해
혈당을 낮추는 데 도움을 주고 콜레스테롤 개선,
원활한 배변 활동, 식후 혈당 상승 억제에 좋다. 열량
이 낮고 섬유질이 풍부해 장 건강에 도움을 주며, 독소
배출을 원활하게 해준다. 양파와 비슷한 점이 많아서 양파와 같이 활용하면 당

뇨병의 치료와 예방에 좋은 역할을 한다.

■ 황칠나무

황칠나무의 따뜻한 성질이 체온을 상승
시켜 면역력을 증진시키는 효과가 있다. 황칠
나무는 비타민C와 타닌 성분이 풍부해 피로 회
복은 물론 간의 해독에 좋고, 체내 독소 물질을 분
해하고 배출하는 데도 탁월한 효과가 있다. 또한 혈관
을 확장해 혈액순환을 원활하게 해서 혈당을 낮추고, 혈압을 안정시키며, 혈중
콜레스테롤 수치를 정상으로 조절하는 작용도 한다.

■ 쑥

쑥은 성질이 따뜻하고, 쓴맛이 난다. 열
이 강해 냉증을 치료하는 데 탁월한 효과가
있다. 당뇨병을 비롯한 만병은 냉증과 저체온으
로 생기는 경우가 많다. 쑥을 먹으면 전신의 냉증
을 없애고 혈액순환을 개선해 체온 상승과 면역력 증
진에 좋다. 장의 기능을 활성화해 변비 예방과 치료에도 탁월한 효과가 있다.

당뇨병 치료에 효과적인 54가지 약초

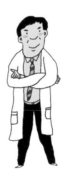

당뇨병 치료에 효과적인 약초를 정리했다.
여기에 소개하는 54가지 약초는 혈액을 맑게 해 혈액순환을 개선하고
인체의 면역력과 생명력을 극대화하는 역할을 한다.
특히 당뇨병의 4가지 유형에 따라 약초의 효능을 설명했기 때문에
자신의 당뇨병 유형에 맞게 약초를 활용하면 된다.
만약 자신의 당뇨병의 유형을 정확히 알지 못한다면
한의사와 상의 후에 활용하는 것이 좋다.

(약초 순서는 가나다순)

감초

● 상소: 갈증 해소, 심폐 기능 개선 / ● 중소: 위 기능 개선, 위열 제거

맛은 달고 성질은 평이하다. 항바이러스, 항균, 항염, 항종양, 항이뇨 작용을 하며, 면역력과 심혈관계 개선에 도움을 준다. 기침과 가래, 고지혈증, 급성 및 만성간염, 당뇨병, 위궤양, 십이지장궤양의 개선을 돕는다.

>> 활용법
● 감초 뿌리 4~5g을 물 300㎖에 넣고 중간 불로 달이다가 끓으면 약한 불로 줄여서 10분 정도 우린다. 100㎖씩 매일 아침과 저녁 식후에 복용한다.

갈화(칡꽃)

● 중소 & 허로증(노화형): 간 기능 개선

맛은 달고 약간 쓰며, 성질은 차다. 알코올 해독, 간 보호, 혈당 억제 작용을 한다.

>> 활용법
● 갈화 가루 8g, 갈근 가루 12g을 물 300㎖에 넣고 중간 불로 달이다가 끓으면 약한 불로 줄여서 10분 정도 우린다. 100㎖씩 매일 아침과 저녁 식후에 복용한다.

건지황

● 상소: 해열, 갈증 해소 / ● 허로증(노화형): 어혈 제거, 혈행 개선

맛은 달고 쓰며, 성질은 약간 차다. 면역 기능을 향상시키고 장기에 원기를 북돋운다. 당뇨병, 급성열병, 고열, 타박상, 어혈, 토혈, 잦은 코피, 변혈, 자궁 출혈, 내부 장기에 열이 있어 생기는 갈증을 완화한다.

>> 활용법
● 건지황 12g, 천화분 12g, 상백피 12g, 갈근 8g, 맥문동 8g, 황정 8g을 물 1,000㎖에 넣고 중간 불로 달이다가 끓으면 약한 불로 줄여서 10분 정도 우린다. 100㎖씩 매일 아침과 저녁 식후에 복용한다.

결명차

● 중소: 변비 해소 / ● 하소: 신장과 간 기능 개선 / ● 허로증(노화형): 간 기능 개선

맛은 쓰고 달고 짜며, 성질은 약간 차다. 항균, 혈압 강하, 고지혈증 개선, 혈소판 응집 억제, 면역 기능 증진, 간 보호 등에 좋은 효과를 발휘한다. 고혈압, 두통, 현기증, 만성변비, 습관성 변비, 노인성 변비를 개선하고, 거풍(질병의 원인이 되는 바람을 없애는 것), 열증 제거, 해독, 독감 해소, 황달 개선, 급성 및 만성신장염 개선에 효과적이다.

〉〉 활용법

● 결명차 잎 또는 씨 5~6g을 물 300㎖에 넣고 중간 불로 달이다가 끓으면 약한 불로 줄여서 10분 정도 우린다. 100㎖씩 매일 아침과 저녁 식후에 복용한다.

곡정초

● 상소: 갈증 해소, 해열

맛은 맵고 달며, 성질은 평이하다. 결막염, 안구 건조, 안구 충혈, 동통, 눈물이 나는 등의 눈 질환, 편두통, 감기로 인한 두통, 인후염, 피부 가려움증, 고열 해소에 도움이 되고 치통에도 쓸 수 있다. 당뇨병으로 인한 안구 손상, 시력 감퇴에도 효과를 보인다.

〉〉 활용법

● 곡정초 12g, 구기자 12g, 청상자 10g, 밀몽화 10g, 창출 8g, 단삼 8g, 현삼 8g, 갈근 8g을 물 1,000㎖에 넣고 중간 불로 달이다가 끓으면 약한 불로 줄여서 10분 정도 우린다. 100㎖씩 매일 아침과 저녁 식후에 복용한다.

과루인

● 상소 & 중소: 항염, 항암

맛은 달고 약간 쓰며, 성질은 차다. 당뇨병, 신장염을 개선한다. 변비 개선, 혈소판 응집 억제, 항암, 항염, 관상동맥 확장 등에 효과를 발휘한다.

〉〉 활용법

● 과루인 12g, 천화분 12g, 산약 12g, 복령 8g, 구맥 8g, 부자 4g을 물 1,000㎖에 넣고 중간 불로 달이다

가 끓으면 약한 불로 줄여서 10분 정도 우린다. 100㎖씩 매일 아침과 저녁 식후에 복용한다. 1개월 이상 복용하면 증상이 호전된다.

구기자

● 하소: 신장의 양기 보강, 면역력 증강

맛은 달고, 성질은 평이하다. 면역력 조절 및 증강, 항노화, 항암, 지방간 억제, 조혈 촉진 작용을 한다. 고혈압, 고지혈증, 두통, 현기증에 좋고 당뇨병의 갈증 증상을 완화한다.

>> 활용법
- 구기자를 약간 찐 후 씹어서 복용한다.

- 구기자 12g, 건지황 12g, 천화분 12g, 황기 12g, 산약 10g, 산수유 8g, 맥문동 8g, 오미자 8g을 물 1,000㎖에 넣고 중간 불로 달이다가 끓으면 약한 불로 줄여서 10분 정도 우린다. 100㎖씩 매일 아침과 저녁 식후에 복용한다.

- 당뇨병에 걸렸을 때 망막병변 증상이 있다면 구기자 30g, 당귀 10g, 갈근 10g, 숙지황10g, 산약 10g, 산수유 8g을 물 1,000㎖에 넣고 중간 불로 달이다가 끓으면 약한 불로 줄여서 10분 정도 우린다. 100㎖씩 매일 아침과 저녁 식후에 복용한다.

단삼

● 상소: 스트레스 해소 / ● 허로증(노화형): 어혈 제거

맛은 쓰고, 성질은 약간 차다. 뇌로 가는 혈류를 개선하고, 당뇨병 합병증인 만성다발성주위신경염을 완화하는 효과가 있다. 심혈관 질환(협심증, 관상동맥경화증, 부정맥 등) 완화, 혈관 확장, 혈액순환 개선, 고지혈 용해에도 좋다.

>> 활용법
- 단삼 12g, 육계 6g, 애엽 6g, 오수유 4g, 소회향 4g을 물 1,000㎖에 넣고 중간 불로 달이다가 끓으면 약한 불로 줄여서 10분 정도 우린다. 100㎖씩 매일 아침과 저녁 식후에 복용한다. 하복부가 차가워져서 월경통, 월경불순이 생겼을 때 냉기를 제거하고 자궁의 기능을 좋게 한다.

- 단삼 12g, 향부자 15g, 울금 12g, 목향 6g, 사인 6g을 물 1,000㎖에 넣고 중간 불로 달이다가 끓으면 약한 불로 줄여서 10분 정도 우린다. 100㎖씩 매일 아침과 저녁 식후에 복용한다. 어혈, 기가 정체되어 생긴 협심증에 도움이 되고, 간 기능을 활성화하고, 기 순환을 왕성하게 유도한다.

- 단삼 15g, 삼릉 12g, 봉출 12g, 울금 10g, 별갑 12g을 물 1,000㎖에 넣고 중간 불로 달이다가 끓으면 약한 불로 줄여서 10분 정도 우린다. 100㎖씩 매일 아침과 저녁 식후에 복용한다. 어혈 정체가 심한 경우에 적취(큰 살덩어리가 불룩 솟아오른 것)를 제거한다. 단, 간경화나 자궁외 임신, 악성종양은 치료가 어렵다.

동과피

● 상소 & 허로증(노화형): 해열, 소변 원활, 염증 제거

맛은 달고, 성질은 약간 차다. 이뇨 작용, 혈당 강하 작용이 있으며 해열, 소염 작용을 하므로 전신 부종, 소변 문제, 설사, 피부 가려움증과 염증을 개선하는 데 유효하다.

》 활용법

- 동과피 30~60g, 맥문동 30~60g, 황련 10g, 오미자 6g을 물 1,000㎖에 넣고 중간 불로 달이다가 끓으면 약한 불로 줄여서 10분 정도 우린다. 100㎖씩 매일 아침과 저녁 식후에 복용한다. 당뇨병으로 인한 갈증과 소변 과다증을 해소한다.

마발(말불버섯)

● 상소: 기침 완화, 가래 제거

맛은 맵고, 성질은 평이하다. 말불버섯으로, 터뜨리면 포자가 사방으로 흩어진다. 해독, 지혈 작용을 하기 때문에 인후염에 걸려서 삼키기 곤란할 때, 기침이 심해서 목소리가 안 나올 때, 토혈, 코피, 피부 궤양의 개선에 유효하다.

》 활용법

- 피부 궤양, 동상, 욕창이 있을 때 마발을 가루 내 꿀에 개어서 환부에 바른다. 궤양을 억제하고 소염, 해열 작용을 한다.

- 당뇨병으로 족저가 괴사되는 증상에 당뇨약과 한약을 동시에 복용하면서 마발 가루를 꿀에 개어서 상처 부위에 바르면 괴사가 축소되면서 치료된다. 70여 일 후에 효능이 나타난다.

- 마발 4g, 현삼 12g, 길경 12g, 강초 12g, 우방자 12g을 물 1,000㎖에 넣고 중간 불로 달이다가 끓으면 약한 불로 줄여서 10분 정도 우린다. 100㎖씩 매일 아침과 저녁 식후에 복용한다. 열을 떨어뜨리고 염증 제거와 해독 작용을 한다.

매괴화(해당화)

● 상소: 스트레스 해소 / ● 허로증(노화형): 어혈 제거

맛은 달고 약간 쓰며, 성질은 차다. 항바이러스, 담즙 분비 촉진, 항암에 효과가 있다. 막힌 기를 뚫어주고, 월경불순을 바로잡는다. 신경과민으로 인한 갑갑증, 옆구리 통증, 유방염, 이질, 설사, 대하, 타박상, 종기 등의 개선에 유효하다.

>> **활용법**

• 매괴화 10g, 당귀 15g, 향부자 15g, 익모초 15g, 천궁 8g, 작약 8g을 물 1,000㎖에 넣고 중간 불로 달이다가 끓으면 약한 불로 줄여서 10분 정도 우린다. 100㎖씩 매일 아침과 저녁 식후에 복용한다. 어혈이 제거된다.

맥문동

● 상소: 스트레스 해소, 폐 기능 강화, 입마름 증상 개선 / ● 하소: 만성피로 개선

맛은 달고 약간 쓰며, 성질은 약간 차다. 항산화, 혈당 강하에 좋은 작용을 한다. 임상 실험 결과 당뇨병과 관상동맥경화증을 완화했다. 진액 생성 촉진, 번조 제거, 정신 안정에 좋다. 마른기침, 폐렴, 갈증, 불면증, 인후염, 변비, 토혈, 코피 등의 증상을 개선한다.

>> **활용법**

• 당뇨병으로 인해 체내에 열이 있고 갈증이 나는 경우 맥문동 10g, 천화분 12g, 백모근 12g, 노근 12g, 산약 10g, 산수유 8g, 지모 6g, 황백 6g, 오미자 4g을 물 1,000㎖에 넣고 중간 불로 달이다가 끓으면 약한 불로 줄여서 10분 정도 우린다. 100㎖씩 매일 아침과 저녁 식후에 복용한다. 해열, 지갈 작용을 하고 혈당을 떨어뜨린다.

• 당뇨병으로 인해 열이 있고 물을 많이 마시는 경우 맥문동 12g, 석고 15g, 천화분 12g, 생지황 12g, 황련 8g, 지모 8g, 황백 8g을 물 1,000㎖에 넣고 중간 불로 달이다가 끓으면 약한 불로 줄여서 10분 정도 우린다. 100㎖씩 매일 아침과 저녁 식후에 복용한다. 열을 내리고 진액을 생성해 혈당을 내린다.

• 기력이 손상되어 갈증이 심한 경우 맥문동 12g, 옥죽 12g, 산약 8g, 인삼 8g, 오미자 8g을 물 1,000㎖에 넣고 중간 불로 달이다가 끓으면 약한 불로 줄여서 10분 정도 우린다. 100㎖씩 매일 아침과 저녁 식후에 복용한다. 기력을 올리고 갈증을 풀어준다.

• 맥문동 12g, 천화분 10g, 숙지황 10g, 석고 8g, 산약 8g, 석곡 8g, 비해 8g, 검인 8g, 충위자 6g, 복분자 6g, 상표초 6g, 익자인 6g, 오배자 4g을 물 1,000㎖에 넣고 중간 불로 달이다가 끓으면 약한 불로 줄여서 10분 정도 우린다. 100㎖씩 매일 아침과 저녁 식후에 복용한다. 혈당을 내리고 갈증을 풀어준다.

맥반석

● 하소: 보신, 면역력 향상 / ● 허로증(노화형): 간 기능 강화

맛은 달고, 성질은 따뜻하다. 면역력 증가, 해독, 심장·간·신장 내 초산화물의 효소 작용을 활성화한다. 임상 실험 결과 노인성 피질성 백내장과 지일성 피부염을 치료한다. 피부 조직 신생, 간 보호, 위 기능 강화, 통증 개선, 고름 배출, 이뇨 작용을 하므로 당뇨병, 고혈압, 종기, 습진, 피부염, 구강 궤양, 신경 쇠약, 요로 결석을 완화한다.

>> 활용법
● 당뇨병으로 종기, 창양이 있을 때 맥반석 0.1g, 녹각 12g, 백렴 6g을 가루 내 꿀에 개어서 환부에 바른다. 상처 부위의 살균, 배농, 조직 재생 작용을 한다.

맥아(보리싹), 보리 길금

● 중소: 식적·담음·구토, 복부 팽만감·설사·소화 장애 개선

맛은 달고, 성질은 평이하다. 맥아는 겉보리를 발아시킨 것이다. 보리는 위장을 편안하게 하는데, 발아시키면 강력한 소설 기능(뭉쳐 있는 기운을 풀어서 소통시키는 기능)이 추가된다. 식적, 담음으로 인한 통증, 구토, 기침, 기 정체, 부종, 복부 팽만감, 소갈(당뇨병), 황달, 설사를 치료한다. 소화불량, 고혈당증, 고지혈증, 자궁의 긴장, 복부 팽만의 개선에 도움이 된다. 보리 길금은 상초에 막힌 혈을 순환시키고 소화불량을 치료한다.

>> 활용법
● 맥아 6g, 백출 10g, 산사 6g, 신곡 6g, 지실 4g, 나복자 4g, 목향 2g, 감초 2g을 물 1,000㎖에 넣고 중간 불로 달이다가 끓으면 약한 불로 줄여서 10분 정도 우린다. 100㎖씩 매일 아침과 저녁 식후에 복용한다.

● 맥아 6g, 만삼 12g, 백출 12g, 작약 6g, 진피 4g, 산사 4g, 신곡 2g을 물 1,000㎖에 넣고 중간 불로 달이다가 끓으면 약한 불로 줄여서 10분 정도 우린다. 100㎖씩 매일 아침과 저녁 식후에 복용한다.

미후도(다래)

● 상소: 갈증 해소 / ● 하소: 간과 신장 보강

맛은 달고 시며, 성질은 약간 차다. 항암, 항노화, 항산화, 고지혈증 개선, 간 보호에 도움

이 된다. 임상 실험에서 만성기관지염, 폐기종을 치료했다. 해열 및 이뇨, 답답증 해소, 갈증 해소 작용을 하므로 열병, 진액 감소, 요도염 및 간염, 잇몸 출혈을 개선한다.

>> 활용법
- 생미후도 또는 말린 미후도 30g을 물 500㎖에 넣고 중간 불로 달이다가 끓으면 약한 불로 줄여서 10분 정도 우린다. 100㎖씩 매일 아침과 저녁 식후에 복용한다. 번열, 갈증이 있을 때 갈증이 제거되고 해열 효과도 얻는다.
- 미후도 60g, 천화분 30g, 맥문동 30g, 오미자 20g을 물 1,000㎖에 넣고 중간 불로 달이다가 끓으면 약한 불로 줄여서 10분 정도 우린다. 100㎖씩 매일 아침과 저녁 식후에 복용한다. 혈당을 내린다.

발계(청미래덩굴)

● 하소: 간과 신장의 경락 흐름 강화

맛은 달고 시며, 성질은 평이하다. 항균, 항암 작용을 하며 건선, 급성장염, 탈수 등에 효과가 있다. 진통, 해독, 소염 작용을 해 사지마비, 동통, 소변 양과 횟수 저하, 임질, 대하증, 설사, 이질, 피부 종기, 화상 등에 효과가 있다.

>> 활용법
- 생발계 60~120g와 돼지 지라(비장)를 물 500㎖에 넣고 중간 불로 달이다가 끓으면 약한 불로 줄여서 10분 정도 우린다. 100㎖씩 매일 아침과 저녁 식후에 복용한다. 혈당을 내리는 효과가 있다.
- 당뇨병인데 소변 양이 적은 경우 발계 100g, 석고 150g, 토괴근 100g, 천화분 100g, 황기 80g, 지골피 80g, 오미자 80g, 인삼 60g, 모려 60g을 가루 내 1회 20g을 물과 함께 복용한다.
- 당뇨병으로 물을 많이 마시는 경우 발계 40g, 오매 80g, 맥문동 60g, 오미자 60g을 가루 내 1일 8g씩 물에 타서 아침과 저녁에 복용한다.

백강잠

● 상소: 스트레스 해소 / ● 허로증(노화형): 어혈 제거

누에의 사체를 약용하는 것이다. 맛은 맵고 짜며, 성질은 평이하다. 항경련, 진정, 혈액 응고 억제, 혈당 강하 등의 작용이 있다. 임상 실험 결과 당뇨병 개선, 고지혈증 완화, 구안와사 완화, 파상풍 완화, 소아열성경련 완화, 유방염 완화, 피부 개선 및 악창 치료에 도움이 된

다. 이 외에 진경, 거담, 소염, 해독 작용을 하므로 중풍, 구안와사, 경풍으로 인한 근육 경련, 편두통·정두통, 인후염, 풍진, 창양 해소에 효과가 있다.

》》 활용법

- 백강잠 10g, 황기 30g, 단산 12g, 당귀 10g, 적작약 10g, 천궁 10g, 도인 10g, 홍화 10g, 소목 10g, 지실 6g을 물 1,000㎖에 넣고 중간 불로 달이다가 끓으면 약한 불로 줄여서 10분 정도 우린다. 100㎖씩 매일 아침과 저녁 식후에 복용한다. 당뇨병 합병증으로 인한 신경염에 효과가 있다.

- 백강잠을 가루 내 1일 3회 5g씩 물과 함께 2~6개월 동안 복용한다. 원발성 비인슐린 의존형 당뇨병에서 혈당 강하 작용을 한다. 당뇨병 합병증을 개선하는 효과도 있다.

복분자

● 하소: 남성의 생식 기능 보강, 여성호르몬의 분비 조절

맛은 달고 시며, 성질은 약간 따뜻하다. 항균, 여성호르몬의 분비 조절 등의 약리 작용이 있다. 또한 정력 부족, 유정, 불임, 소변이 흘러나오는 증상, 요실금, 시력 감퇴를 완화하는 데 도움이 된다. 간과 신장의 기능을 좋게 하는 효과도 있다.

》》 활용법

- 복분자 12g, 파극 12g, 육종용 12g, 토사자 12g, 보골지 12g, 육계 8g, 부자 4g을 물 1,000㎖에 넣고 중간 불로 달이다가 끓으면 약한 불로 줄여서 10분 정도 우린다. 100㎖씩 매일 아침과 저녁 식후에 복용한다. 남성과 여성의 불임 치료에 도움이 된다. 남성의 정력 감퇴나 여성의 자궁이 허약하고 차거나 신장 기능이 약해서 오는 불임에 효과가 좋다.

- 복분자 15g, 숙지황 15g, 여정실 15g, 구기자 15g, 결명자 8g을 물 1,000㎖에 넣고 중간 불로 달이다가 끓으면 약한 불로 줄여서 10분 정도 우린다. 100㎖씩 매일 아침과 저녁 식후에 복용한다. 신장 기능의 저하로 시력 감퇴, 약시, 앉았다가 일어날 때 눈에 불꽃이 보이는 증상이 있을 때 효과가 있다.

사삼(갯방풍)

● 상소: 갈증 해소, 가래 제거

맛은 달고, 성질은 차다. 면역력 상승, 해열, 진통, 진해, 거담, 혈당 강하에 도움이 된다. 만성폐렴 치료에도 도움이 된다.

- 사삼 15g, 갈근 12g, 천화분 12g, 황기 12g, 맥문동 10g, 오미자 6g을 물 1,000㎖에 넣고 중간 불로 달이다가 끓으면 약한 불로 줄여서 10분 정도 우린다. 100㎖씩 매일 아침과 저녁 식후에 복용한다.

산수유

● 하소: 신장과 간 기능 보강 / ● 허로증(노화형): 양기 보강

맛은 시고, 성질은 약간 온화하다. 혈당 강하, 혈소판 응집 억제, 혈관 확장, 항산화, 기억력 증강에 도움이 된다. 신장 기능 감퇴로 인한 하지 무력, 정력 감소, 유정, 몽정, 요통, 소변 양과 횟수의 감소, 골질 연약, 대하증 등을 치료한다. 수렴 작용이 있으며, 간과 신장의 기능을 활성화하므로 혈압 때문에 머리와 눈이 어지러운 증상, 이명증, 허리 및 무릎 연약, 정력 감퇴, 자궁 출혈 등을 개선한다.

>> 활용법

- 산수유 10g, 숙지황 15g, 산약 12g, 갈근 10g, 황정 10g, 맥문동 8g, 지모 8g, 구기자 8g, 오미자 4g을 물 1,000㎖에 넣고 중간 불로 달이다가 끓으면 약한 불로 줄여서 10분 정도 우린다. 100㎖씩 매일 아침과 저녁 식후에 복용한다.

- 산수유 30g, 오미자 30g, 단삼 30g, 황정 20g, 황기 20g을 물 1,000㎖에 넣고 중간 불로 달이다가 끓으면 약한 불로 줄여서 10분 정도 우린다. 100㎖씩 매일 아침과 저녁 식후에 복용한다.

산약

● 상소: 갈증 해소 / ● 중소: 비장과 위의 소통 개선 / ● 하소: 신장 기능 보강

맛은 달고, 성질은 평이하다. 혈당 강하, 면역 기능 항진, 항산화 작용 등을 한다. 당뇨병 개선, 유정 및 정력 감퇴 치료, 소변 양과 횟수 감소 증상의 치료에 효과적이다.

>> 활용법

- 산약 12g, 황기 15g, 갈근 12g, 지모 12g, 천화분 12g, 현삼 10g, 단삼 10g, 산수유 8g, 오미자 6g을 물 1,000㎖에 넣고 중간 불로 달이다가 끓으면 약한 불로 줄여서 10분 정도 우린다. 100㎖씩 매일 아침과 저녁 식후에 복용한다. 갈증 해소, 기력 상승, 혈당 강하 효과를 얻는다.

상백피(산뽕나무 껍질)

● 상소: 갈증 해소, 폐 기능 활성화 / ● 중소: 비장과 위의 소통 개선

맛은 달고 약간 매우며, 성질은 차다. 이뇨 작용, 혈압 강하, 평활근 경련의 완화, 항당뇨, 항암, 항염 작용이 있다. 전신 부종 및 소변 양과 횟수 감소 증상의 치료, 혈압 강하 작용을 한다. 또 진해, 해열, 소염 작용을 하므로 폐의 열, 기침, 천식 완화에 좋다.

》 활용법

- 상백피 8g, 하고초 12g, 결명자 12g, 조구등 10g, 백질려 10g, 감국 8g, 구기자 8g을 물 1,000㎖에 넣고 중간 불로 달이다가 끓으면 약한 불로 줄여서 10분 정도 우린다. 100㎖씩 매일 아침과 저녁 식후에 복용한다.

상심자

● 상소: 갈증 해소 / ● 하소: 간과 신장의 원기 보강 / ● 허로증(노화형): 보혈, 정액 보충

뽕나무 열매를 말린 것이다. 맛은 달고 시며, 성질은 차다. 면역 기능 증강 등의 작용을 한다. 갈증, 당뇨병, 허혈로 일어난 어지럼증, 현기증, 이명증 등을 치료한다. 보혈, 진액 생성 촉진, 장 기능 보강 효과가 있어 간과 신장의 원기 부족과 빈혈, 정액 부족, 요통, 이명증, 갈증, 당뇨병 등을 개선한다.

》 활용법

- 상심자 12g, 천화분 15g, 맥문동 12g, 석곡 12g, 오미자 8g을 물 1,000㎖에 넣고 30분 정도 달여서 100㎖씩 매일 아침과 저녁 식후에 복용한다. 진액 생성을 촉진해 혈당을 내린다.

- 상심자 12g, 천화분 15g, 맥문동 12g, 석곡 12g, 현삼 12g, 오미자 8g, 지모 4g, 황백 4g을 물 1,000㎖에 넣고 중간 불로 달이다가 끓으면 약한 불로 줄여서 10분 정도 우린다. 100㎖씩 매일 아침과 저녁 식후에 복용한다. 당뇨병이면서 열이 심한 경우에 해열, 갈증 해소 작용을 한다.

상엽(뽕나무 잎)

● 상소: 갈증, 인후건조증 해소 / ● 허로증(노화형): 간의 열 제거, 어혈 제거, 소아당뇨 개선

맛은 쓰고 달고, 성질은 차다. 혈당 강하, 세포 생장 촉진, 인후건조증 해소, 갈증 해소, 결막염 및 각막염 완화, 하지상피종 치료에 도움이 된다. 해열, 진해, 시력 증강 작용도 한다.

- 상엽 20g, 옥죽 12g, 갈근 10g, 맥문동 8g, 오미자 8g을 물 1,000㎖에 넣고 중간 불로 달이다가 끓으면 약한 불로 줄여서 10분 정도 우린다. 100㎖씩 매일 아침과 저녁 식후에 복용한다.
- 뽕나무 잎을 그늘에서 말려 물에 끓여서 복용하는데, 양에 구애받지 말고 많이 복용하면 좋다.

생지황

● 상소: 갈증 해소, 해열 / ● 하소: 신장 기능 보강 / ● 허로증(노화형): 어혈 제거

맛은 달고 쓰며, 성질은 차다. 면역 기능 항진, 혈당 강하, 내분비 기능 향상, 항노화에 효과가 있으며 어혈, 변혈 및 자궁 출혈, 피부염 치료에 좋다. 해열, 지혈, 변비 해소에도 효과가 좋다.

>> 활용법

- 혈당 상승으로 입안이 마르고 번조(가슴속이 달아올라 팔다리를 가만히 두지 못하는 증상), 갈증, 발열이 있을 때 생지황과 연꽃 뿌리를 강판으로 갈아서 복용한다. 해열, 지갈, 진액 생성 촉진 작용을 한다.
- 생지황 24g, 산약 24g, 천화분 24g, 구기자 15g, 황정 15g, 오미자 15g, 사삼 15g, 현삼 10g, 인삼 4g을 물 1,000㎖에 넣고 중간 불로 달이다가 끓으면 약한 불로 줄여서 10분 정도 우린다. 100㎖씩 매일 아침과 저녁 식후에 복용한다. 갈증이 심하면 황금, 황련, 생석고를 2g씩 가미하고, 음식을 많이 먹는 사람은 옥죽, 숙지황을 2g씩 가미한다. 머리가 어지럽고, 눈이 좋지 않은 사람은 국화, 하수오, 천궁을 2g씩 가미하고, 양기가 약해 발기가 약한 사람은 선모, 음양곽을 2g씩 가미한다. 어혈이 있는 사람은 단삼을 2g 가미하고, 피로하고 힘이 없고 몸이 마르는 사람은 황기 및 토사자를 2g씩 가미하면 좋다.

석고

● 상소: 폐열·위열·가슴이 답답한 증상 개선 / ● 중소: 위와 장의 소통 개선

맛은 맵고 달며, 성질은 차다. 열병으로 인한 갈증, 번조, 구내염, 피부 종기 등의 해소에 효과가 있다.

>> 활용법

- 위열로 인한 중소에 번조, 갈증이 있는 경우 석고 15g, 지모 12g, 천화분 12g, 오매 12g, 맥문동 8g, 오미자 4g을 물 1,000㎖에 넣고 중간 불로 달이다가 끓으면 약한 불로 줄여서 10분 정도 우린다. 100㎖씩 매일 아침과 저녁 식후에 복용한다.

- 골증 증상(기침이 나면서 피가 섞인 가래를 뱉는 증상)이 있고 입술과 입안이 건조해 입마름이 심한 경우 석고 15g, 오매 12g, 사삼 10g, 갈근 10g, 옥죽 8g, 현삼 8g을 물 1,000㎖에 넣고 중간 불로 달이다가 끓으면 약한 불로 줄여서 10분 정도 우린다. 100㎖씩 매일 아침과 저녁 식후에 복용한다. 갈증을 없애고 진액 생성을 촉진하고 번열이 생기는 것을 제거한다.

석곡

● 상소: 갈증·번조·기침 해소 / ● 중소: 위액 분비 조절 / ● 하소: 보신

맛은 달고, 성질은 약간 차다. 혈관 확장, 면역력 강화, 혈당 강하, 항노화, 소화 촉진 등의 작용이 있다. 열병, 갈증, 미열, 마른기침, 하지 무력을 치료한다. 그 외 효능으로는 진액 생성 촉진과 해열, 폐와 신장 기능의 활성화가 있다.

≫ 활용법

- 상소, 중소, 폐와 위의 열로 인한 갈증, 인후건조증이 있을 경우 석곡 10g, 천문동 12g, 사삼 12g, 황련 8g, 갈근 6g, 오미자 6g을 물 1,000㎖에 넣고 중간 불로 달이다가 끓으면 약한 불로 줄여서 10분 정도 우린다. 100㎖씩 매일 아침과 저녁 식후에 복용한다. 해열, 갈증 해소, 진액 생성 촉진 작용을 한다.

- 석곡 12g, 석고 12g, 천화분 12g, 반하 8g, 작약 8g, 황정 8g, 백출 8g, 감초 4g을 물 1,000㎖에 넣고 중간 불로 달이다가 끓으면 약한 불로 줄여서 10분 정도 우린다. 100㎖씩 매일 아침과 저녁 식후에 복용한다. 소화가 잘되고 배가 쉽게 고픈 증상이 있을 때 위액 분비를 조절한다.

- 기음양허(음액과 양기가 모두 소진되는 증상)로 인한 당뇨병의 경우 석곡 12g, 황기 24g, 산약 24g, 단삼 24g, 고삼 12g, 사삼 12g, 황정 10g, 오미자 10g, 용안육 10g, 인삼 8g을 물 1,000㎖에 넣고 중간 불로 달이다가 끓으면 약한 불로 줄여서 10분 정도 우린다. 100㎖씩 매일 아침과 저녁 식후에 복용한다.

압척초(달개비)

● 상소: 해열, 갈증 해소 / ● 하소: 신장의 소통 개선

맛은 달고, 성질은 차다. 해열, 해독, 이뇨 작용이 있어 감기 시 발열, 열병, 인후염, 종기, 전신 부종, 소변 양과 횟수 감소 등의 증상을 개선한다.

≫ 활용법

- 압척초 30g, 맥문동 12g, 천화분 12g, 갈근 10g을 물 1,000㎖에 넣고 중간 불로 달이다가 끓으면 약한 불로 줄여서 10분 정도 우린다. 100㎖씩 매일 아침과 저녁 식후에 복용한다. 발열, 갈증을 해소하고 혈당 강하 작용을 한다.

- 압척초 30g, 상백피 12g, 백강잠 10g, 맥문동 8g을 물 1,000㎖에 넣고 중간 불로 달이다가 끓으면 약한 불로 줄여서 10분 정도 우린다. 100㎖씩 매일 아침과 저녁 식후에 복용한다. 당뇨병, 번열, 갈증을 치료한다.

여지핵(리치 씨앗)

● 하소: 혈당 강하

맛은 달고 약간 쓰며, 성질은 따뜻하다. 혈당 강하 작용이 있어 당뇨병에 유효하며 통증 해소, 냉기 제거 작용으로 고환염, 복통, 월경통 등을 치료한다.

>> 활용법
- 여지핵 10g, 오미자 8g, 산수유 8g을 가루 내 1일 2회 10g씩 먹거나 물 500㎖에 3가지를 같이 넣고 중간 불로 달이다가 끓으면 약한 불로 줄여서 10분 정도 우린다. 100㎖씩 매일 아침과 저녁 식후에 복용한다.

영지

● 상소: 심장과 폐의 기능 개선, 심신 안정, 천식 해소 / ● 하소: 신장 기능 보강
● 허로증(노화형): 만성간염과 간 기능 개선, 어혈 제거

맛은 쓰고 달며, 성질은 평이하다. 진통, 강심, 항혈전, 항혈소판, 간 보호, 항산화, 항노화, 항염, 면역력 조절, 신장 기능 보강에 효과적이다. 만성기관지염, 천식, 관상동맥경화증, 백혈구 감소증, 고산병, 만성간염, 신경쇠약을 개선한다.

>> 활용법
- 영지 10g, 원지 8g, 원육 8g, 산조아 8g을 물 500㎖에 넣고 중간 불로 달이다가 끓으면 약한 불로 줄여서 10분 정도 우린다. 100㎖씩 매일 아침과 저녁 식후에 복용한다.

오배자

● 상소: 기침과 가래 완화 / ● 허로증(노화형): 성기능 장애·유정·백탁 개선

맛은 시고 떫으며, 성질은 차다. 항균, 항암 등의 약리 작용이 있다. 혈당을 낮추고, 자궁경

염, 구내염, 피부 궤양 및 습진을 치료하고, 유정 및 백탁에 유효하다. 수렴 기능이 있어 진해, 지한(땀을 멈추게 하는 것), 지혈 작용으로 만성기침, 가만히 있어도 땀이 나는 증상 등을 해소한다.

〉〉 활용법

- 구강 궤양이 있을 때 오배자 2g을 설탕에 넣고 약한 불로 끓이다가 고백반을 넣고 달인 후 가루 내서 꿀에 개어서 환부에 바른다.
- 오배자 15g, 청대 10g, 월석 10g, 고백반 2.5g, 빙편 2.5g을 가루 내 꿀에 개어서 환부에 바른다.

옥미수(옥수수수염)

● 하소: 신장과 방광의 부종 완화, 이뇨 / ● 허로증(노화형): 간 기능 개선

맛은 달고 담담하며, 성질은 평이하다. 이뇨, 이담, 혈압 강하 등의 약리 작용이 있다. 식욕 감퇴 및 당뇨병에 유효하고, 전신 부종을 치료한다.

〉〉 활용법

- 당뇨병으로 갈증이 심하고 몸이 수척하며 기력이 떨어지는 경우 옥미수 15g, 황기 15g, 산약 12g, 천화분 12g, 계내금 12g, 맥문동 12g, 산수유 6g, 오미자 6g, 감초 2g을 물 1,000㎖에 넣고 중간 불로 달이다가 끓으면 약한 불로 줄여서 10분 정도 우린다. 100㎖씩 매일 아침과 저녁 식후에 복용한다.

옥죽

● 상소: 갈증과 기침 해소 / ● 중소: 위 기능 활성화

맛은 달고, 성질은 평이하다. 혈압 강하, 혈당 강하, 면역력 향상, 항노화, 고지혈증 강하 등의 약리 작용이 있다. 강장, 진액 생성을 촉진하므로 마른기침, 갈증, 당뇨병 등의 치료에 유효하다.

〉〉 활용법

- 당뇨병으로 갈증이 심하고 몸이 수척한 경우 옥죽 15g, 천화분 12g, 산약 12g, 생지황 12g, 갈근 8g, 산수유 8g, 맥문동 6g, 오미자 4g을 물 1,000㎖에 넣고 중간 불로 달이다가 끓으면 약한 불로 줄여서 10분 정도 우린다. 100㎖씩 매일 아침과 저녁 식후에 복용한다. 해열, 지갈, 진액 생성을 촉진한다.
- 당뇨병으로 무기력하고 갈증이 있는 경우 옥죽 500g, 구기자 500g, 생지황 500g을 물 7.5ℓ에 달여서 500㎖로 농축한 후 1일 3회 1숟가락씩 복용한다. 기력이 나고 혈당이 내려가며, 당뇨병으로 인한 합

병증을 억제한다.

- 당뇨병으로 갈증이 있을 때 옥죽 12g, 산약 15g, 천화분 10g을 물 500㎖에 넣고 중간 불로 달이다가 끓으면 약한 불로 줄여서 10분 정도 우린다. 100㎖씩 매일 아침과 저녁 식후에 복용한다. 혈당 강하 효과가 탁월해 당뇨병 환자가 장복하는 것이 좋다.

웅담

●상소: 해열, 갈증 해소 / ●중소: 담즙 분비 원활, 비장과 위 활성화 /
●허로증(노화형): 간 기능 개선, 눈 질환 개선

맛은 쓰고, 성질은 차다. 해열, 담즙 분비, 혈압 강하, 고지혈증 강하 및 항혈전 등의 약리 작용이 있다. 급성 및 만성간염, 간경변, 담낭염, 눈 질환에 유효하다. 해열 및 심장 기능 개선에도 효과가 있다. 인슐린의 분비나 합성을 촉진시킴으로써 당뇨병에 좋다는 연구 결과가 있다. 웅담은 인슐린을 분비하는 세포를 활성화해 부족한 인슐린을 보충하고 혈당을 유지하는 데 부작용이 없는 치료약으로 호평받고 있다. 근래에는 담석증 치료에도 사용되고 있다. 이때는 당뇨병에 사용하는 양보다 2~3배 많이 투여한다.

>> **활용법**
- 웅담 가루 0.5~1g, 사향 가루 0.5g을 섞어서 매일 아침과 저녁 공복에 복용한다.
- 웅담 가루를 1일 3회 0.9g을 물에 타서 복용한다.
- 웅담 0.5g, 인진 15g, 울금 10g을 물 1,000㎖에 넣고 중간 불로 달이다가 끓으면 약한 불로 줄여서 10분 정도 우린다. 100㎖씩 매일 아침과 저녁 식후에 복용한다.

월견자(달맞이꽃 씨)

●상소: 심장 기능 강화 / ●하소: 신장과 간 기능 개선

맛은 달고 쓰며, 성질은 따뜻하다. 고지혈증 강하, 동맥의 반괴 형성 감소, 동맥경화 예방 및 치료 등의 약리 작용이 있으며 심근경색의 동통과 부정맥 치료에 유효하다. 혈압 및 혈당 조절, 간과 신장의 기능 개선에 효과가 있다. 갱년기 장애 증상, 비만을 치료한다.

>> **활용법**
- 월견자 2g, 대추 1g을 물 300㎖에 넣고 중간 불로 달이다가 끓으면 약한 불로 줄여서 10분 정도 우린다. 100㎖씩 매일 아침과 저녁 식후에 복용한다.

음양곽(삼지구엽초)

● 하소: 신장과 간 기능 강화 / ● 허로증(노화형): 정력 감퇴와 유정 개선

맛은 맵고 달며, 성질은 온화하다. 성기능 항진, 관상동맥 혈류량 증가, 심장 허혈과 뇌 허혈 개선, 골절세포 형성 촉진 등의 약리 작용이 있다. 정력 감퇴, 유정에 효과가 있고, 하지 무력감, 중풍, 고혈압, 관상동맥경화증의 치료에 도움이 된다. 신장 기능을 활성화하는 효과도 있다.

〉〉 활용법
- 음양곽 20g, 황기 30g, 우방자 15g, 단삼 15g, 석위 15g, 익모초 12g, 숙지황 12g, 산수유 8g, 황련 4g을 물 1,000㎖에 넣고 중간 불로 달이다가 끓으면 약한 불로 줄여서 10분 정도 우린다. 100㎖씩 매일 아침과 저녁 식후에 복용한다.

자오가

● 상소: 심장 기능 개선 / ● 하소: 신장 기능과 기력 강화

맛은 약간 쓰고 매우며, 성질은 온화하다. 항산화 작용, 혈소판 응집 억제, 중추신경 계통과 심혈관 및 내분비 계통에 작용한다. 백혈구 감소증, 관상동맥경화증과 고지혈증을 개선하고 하지정맥류, 피부염 완화에 효과가 있다. 신장 기능 항진, 기력 상승, 피로 회복, 혈액순환 및 성장 촉진 등에 좋다. 자오가의 효능 실험에서 당뇨병에 걸린 흰쥐에게 자오가 추출물을 주입한 뒤 소변 검사를 했더니 혈당이 감소되었고, 간에서 포도당이 줄어들었다.

〉〉 활용법
- 자오가 15g, 황기 15g, 만삼 15g, 인삼 12g, 당귀 12g, 천궁 10g을 물 1,000㎖에 넣고 중간 불로 달이다가 끓으면 약한 불로 줄여서 10분 정도 우린다. 100㎖씩 매일 아침과 저녁 식후에 복용한다. 만성피로, 전신 쇠약, 불면증, 다한증, 가슴 두근거림, 하지무력증을 개선한다.

제니

● 상소: 마른기침 · 천식 · 열 해소 / ● 중소: 비장의 기능 강화

맛은 달고, 성질은 차다. 마른기침, 당뇨병, 피부 종기를 치료한다. 거담, 해열, 해독 작용이 있어 천식, 인후염에 효과가 있다.

- 남성 생식기가 장대하고 성교를 하지 않아도 정액이 나오는 증상은 당뇨병 환자에게 많이 나타나며, 피부에 궤양이 형성될 수도 있다. 적절한 처방을 통해 혈당을 내리면 정상 기능을 유지할 수 있다. 제니 120g, 콩 1되(약 1.8ℓ), 석고 120g, 인삼 80g, 복신 80g, 자석 80g, 지모 80g, 갈근 80g, 황금 80g, 과루 근 80g, 감초 80g에 물 약 27ℓ를 붓고 돼지 신장 1개를 넣고 중간 불로 달이다가 끓으면 약한 불로 줄 여서 10분 정도 우린다. 100㎖씩 매일 아침과 저녁 식후에 복용한다.

죽여

● 상소: 폐열, 해열, 가래 제거 / ● 중소: 비장과 위의 열 제거, 위 경련 완화

맛은 달고, 성질은 약간 차다. 항균 작용이 있으며 해열, 거담, 번조 해소, 진토 등의 작용을 한다. 폐열, 해수, 발열, 구토, 자궁 출혈의 완화 좋다.

>> 활용법

- 죽여 12g, 석결명 5g, 진피 10g, 국화 10g, 만삼 10g, 비파엽 8g, 감초 4g, 인삼 4g을 물 800㎖에 넣고 중간 불로 달이다가 끓으면 약한 불로 줄여서 10분 정도 우린다. 100㎖씩 매일 아침과 저녁 식후에 복 용한다. 당뇨병과 위경련을 다스린다.

지골피(구기자나무의 뿌리 껍질)

● 상소: 해열, 해수 완화, 토혈 해소 / ● 하소: 신장 기능 강화 / ● 허로증(노화형): 어혈 제거

맛은 달고, 성질은 차다. 해열, 혈압 강하, 혈당 및 고지혈 강하 등의 약리 작용이 있다. 골 증, 폐열, 해수, 당뇨병, 원발성 고혈압의 완화에 유효하다.

>> 활용법

- 당뇨병으로 미열과 갈증이 심한 경우 지골피 12g, 석고 12g, 맥문동 12g, 산수유 8g, 산약 8g, 소맥 8g, 오미자 4g, 황정 4g을 물 1,000㎖에 넣고 중간 불로 달이다가 끓으면 약한 불로 줄여서 10분 정도 우린다. 100㎖씩 매일 아침과 저녁 식후에 복용한다. 해열, 지갈, 진액 생성을 촉진한다
- 고혈당증 및 당뇨병이 악화되어 갈증이 심한 경우 지골피 12g, 천화분 12g, 노근 10g, 맥문동 10g, 갈 근 8g, 오미자 4g을 물 1,000㎖에 넣고 중간 불로 달이다가 끓으면 약한 불로 줄여서 10분 정도 우린 다. 100㎖씩 매일 아침과 저녁 식후에 복용한다.

지모

● 상소: 해열, 지갈, 해수와 천식의 해소 / ● 중소: 위열 제거 / ● 하소: 신장 기능 보강

맛은 쓰고, 성질은 차다. 혈당 강하, 혈소판 응집 방지, 신장 내 나트륨과 칼륨·ATP 효소의 억제, 뇌세포와 심근세포 보호 등의 약리 작용을 한다. 당뇨병, 유정, 임신 중 번열의 치료에 효능이 있다. 해열, 번조 해소 작용으로 갈증, 해수, 천식, 마른기침, 뼈가 마르고 열이 나는 증상 등을 개선한다.

>> 활용법

- 갈증 및 입안 건조증일 경우 지모 12g, 석고 12g, 천화분 10g, 지골피 10g, 맥문동 8g, 오미자 8g, 인삼 4g, 감초 2g을 물 1,000㎖에 넣고 중간 불로 달이다가 끓으면 약한 불로 줄여서 10분 정도 우린다. 100 ㎖씩 매일 아침과 저녁 식후에 복용한다. 해열이 되고, 번조와 갈증을 해소할 수 있다.

- 폐와 위에 열이 정체되어 갈증을 일으키는 경우 지모 12g, 갈근 12g, 산약 8g, 산수유 8g, 황기 8g, 지골피 6g, 구기자 6g, 오미자 6g, 감초 2g을 물 1,000㎖에 넣고 중간 불로 달이다가 끓으면 약한 불로 줄여서 10분 정도 우린다. 100㎖씩 매일 아침과 저녁 식후에 복용한다. 해열, 지갈 작용을 한다.

- 위열로 혈당이 오르고 갈증이 있는 경우 지모 8g, 석고 12g, 황련 8g, 맥문동 8g, 오미자 4g, 창출 4g, 황금 4g을 물 1,000㎖에 넣고 중간 불로 달이다가 끓으면 약한 불로 줄여서 10분 정도 우린다. 100㎖씩 매일 아침과 저녁 식후에 복용한다. 해열, 지갈 작용을 한다.

- 신장이 약해져서 갈증, 체력 저하, 정력 감퇴가 있을 때 지모 8g, 천화분 12g, 숙지황 12g, 보골지 8g, 산약 8g, 산수유 8g, 토사자 8g, 목단피 6g, 택사 4g을 물 1,000㎖에 넣고 중간 불로 달이다가 끓으면 약한 불로 줄여서 10분 정도 우린다. 100㎖씩 매일 아침과 저녁 식후에 복용한다. 신장 기능을 향상시키면서 혈당을 내린다.

- 혈액과 진액이 쇠잔해져서 갈증이 있고, 혈당이 상승할 때 지모 8g, 황기 12g, 만삼 12g, 천화분 12g, 산수유 8g, 갈근 8g, 산약 8g, 맥문동 4g, 오미자 4g을 물 1,000㎖에 넣고 중간 불로 달이다가 끓으면 약한 불로 줄여서 10분 정도 우린다. 100㎖씩 매일 아침과 저녁 식후에 복용한다. 혈액과 진액을 증강시키면서 갈증을 해소한다.

창출

● 중소: 위장 장애 완화, 위와 비장의 기능 활성화 / ● 허로증(노화형): 간 기능 개선

맛은 맵고 쓰며, 성질은 온화하다. 항위염, 항위궤양, 혈당 강하, 중금속 배설 촉진, 이뇨 등의 약리 작용이 있다. 위장 장애, 신체 허약 및 하지무력증, 무한, 오한, 두통, 감기, 사지마비 동통의 완화에 효과가 좋다.

>> 활용법

- 창출 10g, 갈근 20g, 황기 10g, 숙지황 10g, 산약 8g, 산수유 8g을 물 1,000㎖에 넣고 중간 불로 달이다가 끓으면 약한 불로 줄여서 10분 정도 우린다. 100㎖씩 매일 아침과 저녁 식후에 복용한다.

천문동

● 상소: 해열, 해수 완화 / ● 중소: 위열 제거, 변비 완화 / ● 하소: 신장 기능 보강

맛은 달고 쓰며, 성질은 차다. 항균, 백혈구 억제 등의 약리 작용이 있다. 자음, 해열 작용을 하므로 해수, 백일해, 당뇨병, 변비, 인후염에 유효하다.

>> 활용법

- 갈증, 식욕 감퇴, 번열로 인해 혀가 붉을 경우 천문동 12g, 맥문동 12g, 천화분 12g, 갈근 8g, 지모 8g, 지골피 8g, 황백 4g, 황금 4g, 감초 2g을 물 1,000㎖에 넣고 중간 불로 달이다가 끓으면 약한 불로 줄여서 10분 정도 우린다. 100㎖씩 매일 아침과 저녁 식후에 복용한다. 해열, 지갈 작용을 한다.

- 갈증, 변비, 적색 소변, 헛소리 증상이 있을 때 천문동 8g, 석고 15g, 지모 8g, 석곡 8g, 황련 6g, 대황 6g, 망초 6g, 감초 4g을 물 1,000㎖에 넣고 중간 불로 달이다가 끓으면 약한 불로 줄여서 10분 정도 우린다. 100㎖씩 매일 아침과 저녁 식후에 복용한다. 위의 열을 내리면서 갈증을 해소하고, 진액 생성을 촉진해 증상을 완화한다.

- 신장 기능이 허약해져 하지가 마르고 동통이 있으며 정력이 감소하고 소변이 황적색인 경우 천문동 12g, 숙지황 12g, 산약 10g, 산수유 8g, 목단피 4g, 택사 4g을 물 1,000㎖에 넣고 중간 불로 달이다가 끓으면 약한 불로 줄여서 10분 정도 우린다. 100㎖씩 매일 아침과 저녁 식후에 복용한다. 신장 기능을 향상시켜 혈당을 내린다.

- 기력 감퇴, 신장 기능이 허약해져 혈당이 상승된 경우 천문동 10g, 황기 12g, 황정 12g, 숙지황 10g, 인삼 8g을 물 1,000㎖에 넣고 중간 불로 달이다가 끓으면 약한 불로 줄여서 10분 정도 우린다. 100㎖씩 매일 아침과 저녁 식후에 복용한다. 기력을 올리고 신장 기능을 회복시킨다.

천화분

● 상소: 청열, 가래 제거, 갈증과 해수 완화 / ● 중소: 위와 장의 기능 소통

맛은 달고 약간 쓰며, 성질은 조금 차다. 혈당 조절, 항과민, 항에이즈, 항진된 면역을 억제하는 작용을 한다. 악성종양과 자궁외 임신 치료에 유효하다. 해열, 진액 생성, 거담, 배농, 소염 작용을 하므로 갈증, 해수, 음수과다증 등에 효능이 있다.

- 당뇨병으로 폐와 신장 기능이 허약해져 음허 증상이 나타날 경우 천화분 12g, 맥문동 10g, 생지황 10g, 지골피 10g, 산약 10g, 오미자 6g을 물 1,000㎖에 넣고 중간 불로 달이다가 끓으면 약한 불로 줄여서 10분 정도 우린다. 100㎖씩 매일 아침과 저녁 식후에 복용한다. 갈증을 제거하고 혈당을 조절해 준다.

- 폐와 위에 열이 많아서 갈증을 일으키고 혈당이 상승하는 경우 천화분 12g, 생지황 20g, 우절 20g, 황련 8g, 맥문동 8g, 황정 8g을 물 1,000㎖에 넣고 중간 불로 달이다가 끓으면 약한 불로 줄여서 10분 정도 우린다. 100㎖씩 매일 아침과 저녁 식후에 복용한다. 열을 없애고 혈액과 진액을 보강한다.

- 당뇨병으로 기운이 없고 몸이 수척한 경우 천화분 12g, 황기 20g, 갈근 12g, 지모 12g, 황정 8g을 물 1,000㎖에 넣고 30분 정도 달여서 100㎖씩 매일 아침과 저녁 식후에 복용한다. 기운을 돋게 하고 혈당을 조절한다.

- 유행성 출혈열로 인한 다뇨증의 경우 천화분 15g, 산약 15g, 황기 12g, 생지황 15g, 맥문동 10g, 지모 8g, 갈근 8g, 오미자 8g을 물 1,000㎖에 넣고 중간 불로 달이다가 끓으면 약한 불로 줄여서 10분 정도 우린다. 100㎖씩 매일 아침과 저녁 식후에 복용한다. 갈증을 제거하고 혈당 강하 작용을 한다.

- 천화분을 가루 내 8g을 물 1,000㎖에 넣고 중간 불로 달이다가 끓으면 약한 불로 줄여서 10분 정도 우린다. 100㎖씩 매일 아침과 저녁 식후에 복용한다. 혈당을 내리고 항진된 면역 작용을 억제해 당뇨병을 다스린다.

택란(쉽싸리)

● 허로증(노화형): 어혈 제거, 이뇨, 전신 부종 해소

맛은 쓰고 매우며, 성질은 약간 온화하다. 혈액순환 개선, 혈전 형성 억제, 간 보호 작용을 한다. 어혈 제거, 소염, 이뇨, 해독 작용을 통해 월경통, 전신 부종 등에 효과가 있다.

≫ 활용법

- 인슐린 비의존형 당뇨병일 경우 택란 8g, 단삼 15g, 괴전우 12g, 지골피 12g, 천화분 12g, 황기 12g, 천궁 8g, 작약 8g을 물 1,000㎖에 넣고 중간 불로 달이다가 끓으면 약한 불로 줄여서 10분 정도 우린다. 100㎖씩 매일 아침과 저녁 식후에 복용한다. 혈당을 강하하고 지질 용해 작용을 하며 사지마비 동통을 제거한다.

합개(도마뱀붙이)

● 상소: 갈증·해수·천식의 완화 / ● 하소: 신장 기능 보강 /
● 허로증(노화형): 정력 보강, 유정 해소

맛은 짜고, 성질은 평이하다. 면역 증강, 남성호르몬의 양 증가, 여성호르몬의 양 증가, 항산화, 항염 등의 작용을 한다. 심장성 천식과 신경쇠약을 개선한다. 신장 기능 허약으로 인한 정력 감퇴, 유정, 소갈, 해수, 천식의 해소에 효과가 있다.

≫ 활용법

● 합개 6g, 지황 12g, 산수유 10g, 황기 8g, 오미자 5g을 물 1,000㎖에 넣고 중간 불로 달이다가 끓으면 약한 불로 줄여서 10분 정도 우린다. 100㎖씩 매일 아침과 저녁 식후에 복용한다. 신장이 약해져서 생긴 당뇨병으로 갈증이 심하고 소변을 자주 보고 다리에 힘이 없을 때 혈당을 내리고 갈증을 풀어주면서 기력을 소생시킨다.

해삼

● 하소: 신장 기능 강화 / ● 허로증(노화형): 보혈, 정력 보강, 몽정 해소

맛은 짜고 달며, 성질은 평이하다. 항종양, 항응혈, 혈소판 응집 억제, 고지혈증 제거, 면역 기능 보강 등의 작용을 한다. 신장을 보강하고 보혈, 지혈 작용을 하므로 정력 감퇴, 몽정, 각혈, 장 출혈을 개선한다.

≫ 활용법

● 해삼 3개, 달걀 1개, 돼지 지라 1개, 지부자 6g을 물 1,000㎖에 넣고 중간 불로 달이다가 끓으면 약한 불로 줄여서 10분 정도 우린다. 100㎖씩 매일 아침과 저녁 식후에 복용한다. 혈당을 내려준다.

현삼

● 상소: 해열, 기침과 번조의 완화 / ● 중소: 위열 제거 / ● 하소: 신장 기능 개선

맛은 달고 쓰고 짜며, 성질이 차다. 혈당 강하, 관상동맥 혈류량 증가, 해열 등의 작용이 있다. 열병, 피부 발진, 기침의 완화에 유효하고 혈압 강하 및 안구 출혈의 개선에 효과가 있다. 해열 및 해독 작용이 있어 발열, 번조, 갈증, 피부 종기 등에 쓰면 개선 효과가 있다.

- 현삼 30g, 창출 15g을 물 1,000㎖에 넣고 중간 불로 달이다가 끓으면 약한 불로 줄여서 10분 정도 우린다. 100㎖씩 매일 아침과 저녁 식후에 복용한다. 혈당이 강하되고 전신 기능이 호전된다.

호로파

● 하소: 신허 증상과 신장 기능 개선 / ● 허로증(노화형): 정력 증강

맛은 쓰고, 성질은 온화하다. 혈당 및 혈압 강하, 이뇨, 강심, 관상동맥 확장, 항종양 작용을 한다. 혈액순환을 개선하므로 고환염 치료, 정력 증강, 요통 완화, 유정 치료에 좋다.

>> 활용법

- 호로파 12g, 보골지 12g, 상표초 12g, 음양곽 12g, 복분자 12g, 산수유 8g, 옥죽 8g, 사원자 8g, 맥문동 8g, 천화분 8g, 부자 4g, 육계 4g을 물 1,000㎖에 넣고 중간 불로 달이다가 끓으면 약한 불로 줄여서 10분 정도 우린다. 100㎖씩 매일 아침과 저녁 식후에 복용한다. 혈당을 내린다.

홍삼

● 상소: 심폐 기능 안정 / ● 중소: 식욕 부진 해소 / ● 하소: 원기 회복 /
● 허로증(노화형): 신진대사 촉진

맛은 달고 약간 쓰며, 성질은 따뜻하다. 원기 회복, 항피로, 식욕 부진과 무력감 해소로 소화, 신진대사, 혈청, 단백질 합성 촉진 등의 효과가 있다.

>> 활용법

- 당뇨병으로 몸이 마르고 모세혈관 장애, 성욕 감퇴 증상이 있을 경우 홍삼 10g, 맥문동 12g, 천화분 12g, 구기자 12g, 황정 12g, 오미자 6g을 물 1,000㎖에 넣고 중간 불로 달이다가 끓으면 약한 불로 줄여서 10분 정도 우린다. 100㎖씩 매일 아침과 저녁 식후에 복용한다. 혈당 강하 작용으로 아드레날린에 의한 과혈당을 억제한다.

- 당뇨병 만성합병증이 있을 경우 홍삼 10g, 황정 12g, 옥죽 12g, 맥문동 8g, 오미자 6g, 육계 6g을 물 1,000㎖에 넣고 중간 불로 달이다가 끓으면 약한 불로 줄여서 10분 정도 우린다. 100㎖씩 매일 아침과 저녁 식후에 복용한다. 췌장의 베타 세포 손상을 완화하고, 인슐린 수용체를 정상으로 회복시킨다. 또한 HDL 콜레스테롤을 늘리고 중성지방의 양을 감소시킨다.

홍화자(홍화씨)

● 상소: 심장 기능 개선 / ● 허로증(노화형): 어혈 제거

맛은 달고 약간 쓰며, 성질은 따뜻하다. 혈당 강하, 면역 기능 향상 작용을 하며, 만성위염과 만성간염을 완화한다. 항암 작용으로 간암, 폐암, 위암, 직장암 등의 생장을 억제한다.

>> 활용법
● 홍화자 4g, 천화분 12g, 맥문동 10g, 옥죽 10g, 육계 8g, 인삼 8g, 오미자 4g을 물 1,000㎖에 넣고 중간 불로 달이다가 끓으면 약한 불로 줄여서 10분 정도 우린다. 100㎖씩 매일 아침과 저녁 식후에 복용한다. 혈당을 내리고 면역력을 상승시킨다.

황기

● 상소: 갈증 해소, 진액 보강, 심폐 기능 개선 / ● 하소: 원기 회복 /
● 허로증(노화형): 간 기능 개선

맛은 달고, 성질은 온화하다. 면역력 상승, 조혈, 간 보호, 심혈관 강화 작용을 한다. 신체 허약 및 무력감 치료, 이뇨 작용으로 전신 부종 해소, 피부 증상을 치료한다.

>> 활용법
● 황기 12g, 건지황 12g, 과루 10g, 감초 8g, 오미자 8g, 맥문동 8g, 복령 4g을 물 1,000㎖에 넣고 중간 불로 달이다가 끓으면 약한 불로 줄여서 10분 정도 우린다. 100㎖씩 매일 아침과 저녁 식후에 복용한다.

● 황기 15g, 지모 12g, 천화분 12g, 복령 10g, 산약 12g, 길경 8g, 황련 6g, 시호 6g, 승마 6g을 물 1,000 ㎖에 넣고 중간 불로 달이다가 끓으면 약한 불로 줄여서 10분 정도 우린다. 100㎖씩 매일 아침과 저녁 식후에 복용한다.

● 황기 12g, 생지황 30g, 천화분 15g, 오미자 15g을 물 1,000㎖에 넣고 중간 불로 달이다가 끓으면 약한 불로 줄여서 10분 정도 우린다. 100㎖씩 매일 아침과 저녁 식후에 복용한다.

황정(둥굴레)

● 상소: 갈증 해소 / ● 중소: 비장과 위의 기능 보강 / ● 하소: 신장 기능 개선 /
● 허로증(노화형): 강장 기능 개선

맛은 달고, 성질은 평이하다. 혈당 강하로 당뇨병을 개선하고, 면역력 상승, 관상동맥 혈류량

증가, 정력 증강, 기력 상승 효과가 있으며, 신장 기능을 보강해 갈증, 당뇨병, 정력 감퇴, 하지무력증 등을 완화한다.

〉〉 활용법

- 갈증과 열이 심한 경우 황정 10g, 천화분 12g, 석고 12g, 생지황 12g, 산약 10g, 맥문동 8g 오미자 6g을 물 1,000㎖에 넣고 중간 불로 달이다가 끓으면 약한 불로 줄여서 10분 정도 우린다. 100㎖씩 매일 아침과 저녁 식후에 복용한다. 해열, 지갈 작용을 한다.

- 미열과 갈증, 진액 손상이 심한 경우 황정 12g, 생지황 12g, 천문동 12g, 사삼 12g, 고과 10g, 당귀 6g, 작약 6g을 물 1,000㎖에 넣고 중간 불로 달이다가 끓으면 약한 불로 줄여서 10분 정도 우린다. 100㎖씩 매일 아침과 저녁 식후에 복용한다. 해열, 생진 작용으로 갈증을 해소한다.

- 당뇨병이 오래되어 기력이 감퇴되고 허약한 경우 황정 8g, 숙지황 12g, 산약 10g, 산수유 8g, 육계 6g, 부자 4g을 물 1,000㎖에 넣고 중간 불로 달이다가 끓으면 약한 불로 줄여서 10분 정도 우린다. 100㎖씩 매일 아침과 저녁 식후에 복용한다. 신장 기능을 향상해 혈당을 감소시키고 기력을 얻게 하며 면역력을 활성화한다.

- 당뇨병이 오래되어 기혈이 모두 쇠약한 경우 황정 12g, 황기 10g, 인삼 10g, 산약 10g, 산수유 8g, 석곡 8g, 당귀 6g, 천궁 6.g 감초 2g을 물 1,000㎖에 넣고 중간 불로 달이다가 끓으면 약한 불로 줄여서 10분 정도 우린다. 100㎖씩 매일 아침과 저녁 식후에 복용한다. 기력을 올리고 혈당을 내리면서 체력을 향상시키는 작용을 한다.

- 당뇨병에 신체 무력증이 있을 경우 황정 12g, 홍삼 8g, 백출 8g, 황기 8g, 갈근 8g, 복령 4g을 물 1,000㎖에 넣고 중간 불로 달이다가 끓으면 약한 불로 줄여서 10분 정도 우린다. 100㎖씩 매일 아침과 저녁 식후에 복용한다. 체력을 올리고 갈증을 해소한다.

항상 책을 준비할 때면 책의 내용이 이론적, 임상적인 근거는 물론 읽는 분들의 눈높이에서 쉽게 읽히고 이해되도록 쓰려고 노력을 합니다. 책을 마무리할 때는 항상 시원섭섭하지만, 이번 책을 마무리하면서는 시원한 마음보다는 답답하고 안타까운 마음만 가득합니다. 우리나라의 당뇨병 증가율과 당뇨병 합병증이 세계 1위라니 참으로 놀랍고 가슴이 아픈데, 이런 현실을 해결하려고 노력하는 사람이 적고 문제의 심각성을 지적하는 사람도 거의 없기 때문입니다.

당뇨병 환자들 대부분은 당뇨약으로 혈당 수치만 조절하는 치료를 합니다. 이런 약은 일시적으로 혈당을 조절해주나 근본적인 치료는 불가능하며, 게다가 모든 약에는 부작용이 있습니다. 당뇨약을 장기간에 걸쳐 복용하면 자연치유력(면역력)이 사라져서 궁극에는 눈이 실명되고, 다리를 잘라 평생 불구가 되고, 신장 기능의 문제로 투석을 하거나 이식을 하는 등 심각한 부작용이 발생합니다. 더 큰 문제는 이런 환자들이 점점 더 늘어나고 있으며, 이런 심각한 합병증을 당연시하는 분위기입니다.

2011년에 출간한 《고혈압 치료, 나는 혈압약을 믿지 않는다》는 고혈압 환자들을 대하면서 심각하게 고민한 내용들을 엮은 책이었습니다. 그 책을 읽은 분들이 고혈압에 관해 제대로 알게 되었고, 혈압약을 끊고도 회복된 분들이 저에게 많은 감사의 말씀을 해주셔서 책을 쓴 보람이 있었습니다. 그로부터 10년이 다 되어가는 지금, 당뇨병에 관한 책을 집필하면서 당뇨병도 고혈압 이상으로 심각한 현실에 너무도 안타깝고 씁쓸한 마음뿐입니다.

대부분의 서양의학 의사들은 한의원에서 당뇨병, 고혈압을 치료하는 것이 절대 불가능하다고 말합니다. 하지만 본인이 노력하고 한의학의 도움을 받으면 당뇨병, 고혈압은 치료될 수 있습니다. 필자의 환자들이 그 사실을 증명하고 있습니다.

저의 소망은 한국과 같이 최고의 실력을 가진 한의사들과 서양의학 의사들이 역할을 분담하고 서로 협진을 해 많은 환자를 질병의 고통에서 벗어나게 하는 것입니다. 그렇게만 된다면 참 좋을 텐데, 아직은 서로 간의 불신의 벽이 너무 큽니다.

서양의학은 대중치료 중심이며, 응급의학이나 급성감염증, 재해로 인한 외상 질환에는 큰 역할을 하지만 만성질환에는 그다지 효력이 없습니다. 서양의학은 분명히 한계가 있으며, 서양의학은 의료의 일부분이라는 사실 또한 직시해야 합니다. 서양의학도 한의학 등 다른 의학 체계와 마찬가지로 특정한 역사적·문화적 맥락에서 발전된, 일정한 부분에 장점이 있는 의학일 뿐입니다. 그러니 서양의학만이 보편적인 진리라는 오만을 버려야 합니다.

모든 것을 해결할 것으로 보였던 서양의학은 20세기 말에 이르러 취약점이 드러나고 있습니다. 의학의 궁극적인 목표가 환자의 고통을 줄이고 질병을 예방 및 치료하는 것입니다. 서양의학은 감염성 질환과 외상 등의 질환에는 큰 역할을 했지만 인간 수명이 늘어나면서 만성질환이 주를 이루는 20세기 말 이후로는 한계가 드러났고, 그다지 위력적이지 못합니다.

20세기에 들어서면서 서양의학의 감염성 질환에 대한 성과와 환경 위생과 생활환경의 개선으로 수명도 늘어났고 조기 사망률도 많이 줄어들었습니다. 1970년 이후에는 사망의 주요 원인이 감염성 질환에서 만성질환으로 대체되는 변화를 가져왔습니다. 급성 및 응급 질환은 서양의학이 적합하나 만성질환과 내과질환은 한의학 치료가 더 적합합니다. 이런 사실을 국민들과 의료 관련 보건행정을 하는 분들이 분명히 알아야 합니다.

의료 관련 보건행정에 종사하는 분들이 가장 우선시해야 할 일은 서양의학과 한의학이라는 두 가지 의학 체계를 동등한 위치에 올려놓고 평가하는 일입니다. 고혈압, 당뇨병, 암 등 개인 편차가 심한 만성질환은 한의원에서 치료를 받도록 하고, 한의학 치료에도 의료보험을 적용해 많은 분들이 한의학 치료를 부담 없이 받는다면 국민건강은 물론 나라경제에도 큰 도움이 될 수 있습니다. 혈액을 맑게 하고, 체온을 상승시키고, 몸의 약한 부분을 보강하고, 환자별 맞춤치료가 가능한 한의학 치료는 만성질환을 근본적으로 치료하는 것은 물론이고, 많은 부작용을 막을 수 있습니다.

유럽은 오래 전부터 한의학과 같은 자연의학을 인정해 많은 성과를 내고 있으며, 근래에는 미국의 의학도 변하기 시작했습니다. 하버드대학병원, 존스홉킨스대학병원, MD앤더슨 암센터 등 이름만 들어도 알 만한 미국의 유명 병원에서 침술이나 한약 등 한의학 치료를 적극 활용하고 있습니다.

한의학 치료와 서양의학 치료를 병행해 환자를 진료하는 시도가 주요 병원에서 이루어지면서 유의미한 많은 의학 보고서가 나오고 있으며, 30개가 넘는 미국 대학병원에서 한의학 치료를 같이 활용하는 통합의학을 적용해 좋은 성과를 내고 있다고 〈타임〉이 발표하기도 했습니다. 한국의 한의사들 중에 미국에 진출하는 경우도 늘어나고 있으며, 실제로 의료 현장에서 좋은 역할을 하고 있습니다.

우리나라도 늦은 감은 있지만, 지금이라도 한의학과 서양의학은 국민건강과 나라경제를 위해서 서로 협조해야 합니다. 전 세계는 대체의학, 대안의학을 찾기 위해 혈안이 되어 있으며, 한국의 한의학은 어느 나라보다 우수하게 성장해 잘 준비되어 있으니 국민건강을 위해서는 참으로 다행이라고 생각합니다. 국민들이 관심을 가지고 활용한다면 한의학은 질병 치료와 예방에 더 많은 역할을 할 것입니다.

당뇨병은 환자 본인의 노력이 뒷받침되지 않고서는 결코 나을 수 없습니다. 약이나 의사에게 의존하기보다는 환자 스스로 잘못된 생활습관을 바로잡으며 식이요법과 운동, 한의학 치료를 병행한다면 완치도 가능하다고 자신합니다.

'매일 당뇨약을 먹지 않으면 합병증에 걸린다'는 두려움을 떨치고, 이제는 '당뇨약을 끊고 근본적으로 치료를 해보겠다'고 결단해보십시오. 그리고 이제까지의 생활습관을 되돌아보고 고칠 건 고치고 바꿀 건 바꾸어야 합니다. 당뇨병의 90% 이상은 자신의 노력으로, 자연치유력으로 고칠 수 있습니다.

당뇨병이 있는 분들은 의료 소비자로서 내 몸에 도움이 되는 치료법을 선택하십시오. 현명한 선택과 꾸준한 노력이 당신을 당뇨병 완치의 길로 안내할 것입니다. 《고혈압 치료, 나는 혈압약을 믿지 않는다》로 많은 고혈압 환자가 희망을 가졌듯이 책으로 많은 당뇨병 환자가 완치의 희망을 가질 수 있길 기원합니다.

참고 문헌

- EBS 지식채널e, 《독소의 습격, 해독 혁명》, 지식채널, 2009년
- SBS 스페셜 제작팀, 《집밥의 힘》, 리더스북, 2010년
- 가사하라 도모코, 《당뇨병, 약을 버리고 아연으로 끝내라》, 전나무숲, 2015년
- 강북삼성병원 당뇨병전문센터, 《당뇨병 희망 프로젝트》, 동아일보사, 2010년
- 강재만, 《과학으로 진단한 한방입문》 국일미디어, 1997년
- 곤도 마코토, 《약에게 살해당하지 않는 47가지 방법》, 더난출판사, 2015년
- 공동철, 《거꾸로 보는 의학 상식》, 학민사, 1998년
- 공동철, 《아프면 낫는다》, 민중출판사, 2006년
- 길버트 웰치, 《과잉 진단》, 진성북스, 2013년
- 김길춘, 《당뇨병 홈런왕》, 의성당, 2009년
- 김양진, 《당뇨, 이것만 알면 병도 아니다》, 유나미디어, 2000년
- 김웅웅, 《위대한 자연요법》, 토트, 2011년
- 김태호, 《당뇨를 처음 발견했을 때》, 다문, 2007년
- 나가카와 유조, 《약이 되는 야채 사전》, 사람과책, 2000년
- 내셔널 지오그래픽, 2019년 1월
- 당뇨병 연세 의대 아카데미아, 2005년
- 데이비드 뉴먼, 《의사들에게는 비밀이 있다》, RHK, 2013년
- 랜덜 피츠제럴드, 《100년 동안의 거짓말》, 시공사, 2007년
- 레이 스트랜드, 《약이 사람을 죽인다》, 웅진리빙하우스, 2007년
- 레이 스트랜드, 《영양의학 가이드》, 푸른솔, 2007년
- 로버트 영, 셸리 레드포드 영, 《당신의 몸은 산성 때문에 찌고 있다》, 웅진윙스, 2007년
- 린 맥타가트, 《의사들이 해주지 않는 이야기》, 허원미디어, 2011년
- 마쓰다 야스히데, 《면역력을 높이는 장 건강법》, 조선일보사, 2005년
- 마쓰모토 미쓰마사, 《건강 검진의 거짓말》, 에디터, 2016년
- 마이클 T. 머레이 & 조셉 E. 피쪼르노, 《백과사전 자연의학》, 전나무숲, 2009년
- 마이클 머레이, 《당신의 의사도 모르는 11가지 약의 비밀》, 다산초당, 2011년
- 모리 도모미 & 오오시마 겐조, 《당뇨, 고혈압과 함께하는 쾌적한 생활》, 빛과향기, 2009년
- 미우라 마사요, 《우리 몸에 좋은 음식대사전》, 그린홈, 2010년

- 방성혜, 《동의보감 디톡스》, 리더스북, 2014년
- 배병철, 《황제내경 소문》, 성보사, 2008년
- 버나드 라운, 《치유의 예술을 찾아서》, 몸과마음, 2003년
- 샤론 모알렘, 《아파야 산다》, 김영사, 2010년
- 서울문화사 편집부, 《음식 보약 676가지》, 서울문화사, 1996년
- 서한기, 《대한민국 의료 커넥션》, 바다출판사, 2013년
- 선재광, 《암 고혈압 당뇨 잡는 체온 1도》, 다온북스, 2015년
- 선재광, 《청혈주스》, 전나무숲, 2014년
- 송효정, 《알기 쉬운 동의보감》, 국일미디어, 1996년
- 신길구, 《신씨본초학》, 수문사, 1988년
- 신동원, 《조선 사람의 생로병사》, 한겨레신문사, 1999년
- 신영호, 《만성난치병 돈 안 써야 고칠 수 있다》, 새로운 사람들, 2004년
- 신재용, 《내 몸을 살리는 야채 동의보감》, 학원사, 2009년
- 신재용, 《약이 되고 궁합 맞는 음식 동의보감》, 학원사, 2007년
- 아보 도루, 《면역학 강의》, 물고기숲, 2017년
- 아보 토오루, 《면역처방 101》, 전나무숲, 2007년
- 아사노 츠구요시, 《당뇨병을 치료하는 식품과 생활습관》, 동도원, 2005년
- 안덕균, 《임상 한약 대도감》, 현암사, 2012년
- 앤 피탄트 & 프리벤션 매거진, 《혈당을 알면 당뇨병 없이 산다》, 한언, 2007년
- 앤드류 와일, 《자연치유》, 정신세계사, 2005년
- 양력, 《중의 운기학》, 법인문화사, 2000년
- 에드워드 골럽, 《의학의 과학적 한계》, 몸과마음, 2001년
- 오카다 이코, 《건강에 기초가 되는 혈액 건강법》, 글사랑, 1995년
- 오카다 이코, 《기적의 혈액 건강법》, 평단, 2002년
- 오카다 잇코, 《피가 맑아야 몸이 산다》, 시간과공간사, 2011년
- 오카모토 유타카, 《병의 90%는 스스로 고칠 수 있다》, 스토리3.0, 2012년
- 오카모토 유타카, 《약이 필요 없는 몸 만들기》, 이아소, 2011년
- 오카모토 유타카, 《장수하는 사람은 약을 먹지 않는다》, 싸이프레스, 2014년
- 와타나베 쇼, 《식사와 운동만으로 당뇨병을 고친다》, 태웅출판사, 2006년
- 왕샤오자이, 《내 몸에 꼭 맞는 동서양 음식 궁합》, 종문화사, 2016년
- 외르크 블레흐, 《없는 병도 만든다》, 생각의나무, 2004년

- 우중차오, 《병의 90%는 간 때문이다》, 다온북스, 2017년
- 유태종, 《먹어서 약이 되는 생활 음식 100가지》, 아카데미북, 2006년
- 윤태호, 《당뇨병 약 없이 완치될 수 있다》, 행복나무, 2015년
- 이덕일, 《조선왕 독살 사건》, 다산초당, 2009년
- 이상곤, 《이상곤 낮은 한의학》, 사이언스북, 2011년
- 이상인, 《본초학》, 수서원, 1981년
- 이시하라 유우미, 《내 몸 독소 내보내기》, 삼호미디어, 2010년
- 이시하라 유우미, 《암은 혈액으로 치료한다》, 양문, 2003년
- 이시하라 유우미, 《혈류가 좋으면 왜 건강해지는가》, 삼호미디어, 2011년
- 이시형, 《건망증인가 치매인가?》, 도서출판 효천, 2019년
- 이시형, 《자연치유 이시형 요법》, 도서출판 효천, 2019년
- 이혁재, 《의사를 믿지 마라》, 이상미디어, 2014년
- 임교환, 《당뇨병 스스로 고칠 수 있다》, 동락, 2001년
- 자연식생활연구회, 《동의보감 음식궁합》, 아이템북스, 2012년
- 조성태, 《현대인을 위한 한방백과》, 유림, 1997년
- 조엘 펄먼, 《내 몸의 자생력을 깨워라》, 쌤앤파커스, 2013년
- 조한경, 《환자 혁명》, 에디터, 2017년
- 주부와생활사, 《독소가 내 몸을 망친다》, 동도원, 2012년
- 주부와생활사, 《혈액을 맑게 하는 건강 음식 37가지》, 동도원, 2011년
- 주부의벗, 《먹으면 약이 되는 음식 450》, 넥서스북스, 2006년
- 지은상, 《수소가 미래다》, 아이템풀한교원, 2016년
- 진철, 《혈당 관리 1개월 프로젝트》, 아르고스, 2009년
- 최일생, 《히포크라테스 조선왕을 만나다》, 메디안북, 2013년
- 최철한, 《동의보감 약선》, 물고기숲, 2015년
- 해리 콜린스 & 트레버 핀치, 《닥터 골렘》, 사이언스북스, 2009년
- 허준, 《동의보감》, 대성출판사, 1981년
- 호리우치 히카루, 《당뇨병 극복할 수 있는 비결》, 태웅출판사, 2004년
- 황성수, 《당뇨병이 낫는다》, 페가수스, 2017년

당뇨병 치료, 당뇨약에 기대지 마라

초판 1쇄 발행 ┃ 2020년 1월 30일
초판 4쇄 발행 ┃ 2023년 4월 10일

지은이 ┃ 선재광
펴낸이 ┃ 강효림

편집 ┃ 곽도경
디자인 ┃ 채지연
마케팅 ┃ 김용우
모델 ┃ 박동훈 · 정상연
사진 ┃ 이경우
일러스트 ┃ 윤세호

용지 ┃ 한서지업(주)
인쇄 ┃ 한영문화사

펴낸곳 ┃ 도서출판 전나무숲 檜林
출판등록 ┃ 1994년 7월 15일 · 제10-1008호
주소 ┃ 10544 경기도 고양시 덕양구 으뜸로 130
　　　　위프라임트원타워 810호
전화 ┃ 02-322-7128
팩스 ┃ 02-325-0944
홈페이지 ┃ www.firforest.co.kr
이메일 ┃ forest@firforest.co.kr

ISBN ┃ 979-11-88544-40-0 (13510)

인간의 건강한 삶과 문화를 한권의 책에 담는다

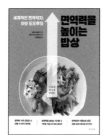

면역력을 높이는 밥상

면역력을 높일 수 있는 생활 속 면역 강화법과 식사법을 소개한 면역 강화 지침서. 각종 질병과 스트레스, 환경오염 속에서 면역력을 높이고 건강을 지키는 방법을 자신의 임상경험을 바탕으로 쉽고 구체적으로 소개한다. 면역력을 높이는 일주일 식단과 일상생활에서 자주 먹는 식품으로 면역력을 높이는 방법을 알려주고 이들 식품을 이용한 레시피도 담았다.

아보 도오루 지음 | 겐미자키 사토미 요리 | 윤혜림 옮김 | 308쪽 | 값 18,000원

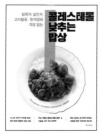

콜레스테롤 낮추는 밥상

의사와 셰프가 만든 맛있는 요리로 시작하는 콜레스테롤 감소 작전. 고지혈증, 동맥경화 등 콜레스테롤 수치가 높은 성인병 환자라도 자신이 먹고 싶은 음식을 마음껏 먹으면서 콜레스테롤 수치를 낮출 수 있는 방법을 제시한 건강 요리서이다. 콜레스테롤에 대한 전반적인 지식은 물론이거니와 고지혈증, 동맥경화에 대한 심도 있는 의학정보도 담겨 있다.

나카야 노리아키 감수 | 이시나베 유타카, 다구치 세이코 요리 | 윤혜림 옮김 | 296쪽 | 값 20,000원

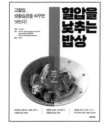

혈압을 낮추는 밥상

고혈압에 대한 매우 종합적이고 구체적인 치료 가이드. 고혈압 환자의 식생활 개선을 위한 고혈압에 좋은 영양소 11가지와 저염식 실천 요령, 고혈압에 좋은 식품 & 요리 레시피, 저염식단 및 저염도시락을 싸는 방법까지 알려준다. 또한 혈압을 효율적으로 조절하는 고혈압 상식과 생활 속 상황별 혈압 관리법과 합병증을 예방하는 생활습관도 함께 소개한다.

주부의벗사 지음 | 아타라시 케이치로, 백태선, 양현숙 감수 | 윤혜림 옮김 | 304쪽 | 값 20,000원

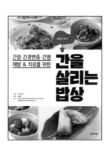

간을 살리는 밥상

간 질환의 증상, 진단, 치료법에 대한 정확하고 체계화된 정보를 제공해 생활 속에서 스스로 간을 보호하기 위해 무엇을 어떻게 해야하는지를 알려준다. 매일 먹는 식사로 '간을 살릴 수 있는 레시피' 107가지를 수록하고 간을 튼튼하게 하는 건강식도 소개한다. 간 기능을 강화하는 경혈 자극법과 운동법, 기타 다양한 생활요법들도 소개되어 있다.

주부의벗사 지음 | 이동수, 김기욱 감수 | 윤혜림 옮김 | 284쪽 | 값 18,000원

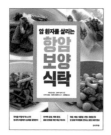

암 환자를 살리는 항암 보양 식탁

항암치료 중인 암환자들의 면역력을 높이고 체력 증진, 통증 완화, 생명의 힘을 얻게 하는 특별한 요리를 2000년 역사의 전통 중의학에 근거해 제안한다. 생명의 기운을 살리는 식양생법을 127가지 요리 레시피에 담았다. 항암치료의 효과를 더욱 높일 수 있도록 엄선된 증상별, 부위별 약선요리도 소개한다.

미이 도시코 · 고타카 슈지 지음 | 다카기 준코 · 하마다 히로미 요리 | 윤혜림 옮김 | 296쪽 | 값 20,000원

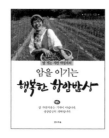

암을 이기는 행복한 항암밥상

하루에 세 번 음식을 씹고, 소화하고, 배설하는 과정에서 생기는 건강한 에너지는 우리 몸에 강한 생명력을 부여한다. 이 책에 실린 모든 음식은 암 치유에 필요한 '생명력'을 살리는 천연의 항암음식이다. 제철의 햇볕을 받고, 제철의 온도와 바람으로 키워진 식재료는 방사선보다 더 강한 생명의 빛을 품고 있으며, 항암약물보다 더 강한 약성으로 우리 몸을 치유한다.

박경자 지음 | 312쪽 | 값 20,000원

인간의 건강한 삶과 문화를 한권의 책에 담는다

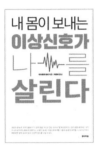

내 몸이 보내는 이상신호가 나를 살린다

병을 두려워하지 마라, 병이야말로 내 몸이 보내는 생존 신호다! '병'에 걸린다는 것은 몸을 해치려는 것이 아니라 살리려는 본능의 발현이다. 내 몸이 이상신호를 보냈을 때 바로 알아차리고, 몸의 자연치유력을 강화하는 방법으로 혈액을 깨끗이 정화하면 그 어떤 병이든 자신이 스스로 예방하고 치유할 수가 있다.

이시하라 유미 지음 | 박현미 옮김 | 260쪽 | 13,000원

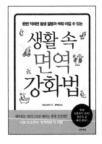

생활 속 면역 강화법

세계적인 면역학자 아보 도오루의 면역학 이론을 쉽게 풀어쓴 책. 어려운 의학 용어와 복잡한 원리를 일러스트로 쉽고 재미있게 설명하면서 생활 속에서 누구나 실천할 수 있는 면역력 강화법을 제시한다. 특히 '면역력을 높이는 10가지 방법'은 그간 아보 도오루가 제창해온 면역학 이론에서 '핵심 중의 핵심'이라는 평가를 받고 있다.

아보 도오루 지음 | 윤혜림 옮김 | 236쪽 | 값 14,000원

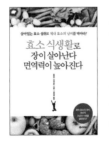

효소 식생활로 장이 살아난다 면역력이 높아진다

'체내 효소(인체에서 생성하는 효소)의 양은 정해져 있기 때문에 효소를 얼마나 보존하느냐가 건강을 좌우한다'고 강조하면서 나쁜 먹을거리와 오염된 환경, 잘못된 식습관 때문에 갈수록 줄어드는 체내 효소를 어떻게 하면 온존하고 보충할 수 있는지를 상세히 알려준다. 그리고 장 건강을 위해 효소 식생활이 얼마나 중요한지 알기 쉽게 설명한다.

츠루미 다카후미 지음 | 김희철 옮김 | 244쪽 | 값 14,000원

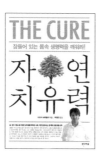

자연치유력

미국의 권위 있는 자연의학자이며 유명인의 주치의인 브랜틀리 박사의 자연치유 실천 가이드북으로 대체 무엇을 어떻게 먹어야 하는가에 대한 해답을 제시한다. 자연식을 먹고 식습관을 바꿔 암, 천식, 당뇨병 등을 치료한 실제 임상 사례를 담았다. '먹을거리와 식습관' 등 단순하지만 강력한 치유의 해결책을 제시한다.

티모시 브랜틀리 지음 | 박경민 옮김 | **336쪽** | 값 **15,000원**

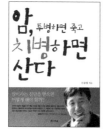

암, 투병하면 죽고 치병하면 산다

저자는 암 진단을 받고 의사의 권유로 수술과 방사선 치료까지 마쳤으나 폐로 전이되고 결국 말기암 선고를 받았다. 그후 산골 마을에서 요양하면서 자신의 몸을 실험실 삼아 다양한 치료법들을 접해보고, 올바른 치료의 길을 모색해왔다. 이 과정에서 깨달은 암 극복의 올바른 시각과 방법, 암 치병을 위한 실천 과제를 담았다.

신갈렙 지음 | **332쪽** | **15,000원**

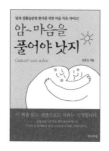

암~ 마음을 풀어야 낫지

암 발생의 가장 큰 원인 중의 하나는 바로 스트레스다. 따라서 스트레스로 고통받는 마음을 풀어야 꼬인 유전자가 풀리고 서서히 건강한 세포가 살아나기 마련이다. 저자는 암을 치료하는 데 있어서 심리치료와 영성치료의 중요성을 강조하고 전반적인 심신의학의 치료법은 물론이고 명상을 통해 마음을 치료하는 법도 제시하고 있다.

김종성 지음 | **288쪽** | 값 **13,000원**

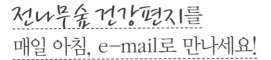

전나무숲 건강편지를
매일 아침, e-mail로 만나세요!

전나무숲 건강편지는 매일 아침 유익한 건강 정보를 담아 회원들의 이메일로
배달됩니다. 매일 아침 30초 투자로 하루의 건강 비타민을 톡톡히 챙기세요.
도서출판 전나무숲의 네이버 블로그에는 전나무숲 건강편지 전편이 차곡차곡
정리되어 있어 언제든 필요한 내용을 찾아볼 수 있습니다.

http://blog.naver.com/firforest

 '전나무숲 건강편지'를 메일로 받는 방법 forest@firforest.co.kr로 이름과 이메일 주소를
보내주세요. 다음 날부터 매일 아침 건강편지가 배달됩니다.

유익한 건강 정보,
이젠 쉽고 재미있게 읽으세요!

도서출판 전나무숲의 티스토리에서는 스토리텔링 방식으로 건강 정보를
제공합니다. 누구나 쉽고 재미있게 읽을 수 있도록 구성해, 읽다 보면 자연스럽게
소중한 건강 정보를 얻을 수 있습니다.

http://firforest.tistory.com

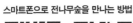

네이버 블로그　　　다음 블로그